Spachtholz/Minne

**Aktive Gymnastik
gegen Osteoporose**

Barbara Spachtholz/Prof. Dr. med. Helmut W. Minne

# Aktive Gymnastik gegen Osteoporose

- Einfache Übungen zum Vorbeugen von Knochenschwund
- Rückenfreundliches Verhalten lernen
- Mehr Körperbewußtsein entwickeln: sicher stehen und gehen

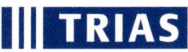

Anschrift der Autoren:

Barbara Spachtholz
Am Steinkart 3 a
94086 Bad Griesbach

Prof. Dr. med. H. W. Minne
Klinik »Der Fürstenhof«
Postfach 1660
31798 Bad Pyrmont

Umschlaggestaltung:
Cyclus · D + P Loenicker, Stuttgart

Lektorat:
Uta Spieldiener

*Die Deutsche Bibliothek –
CIP-Einheitsaufnahme*
Spachtholz, Barbara:
Aktive Gymnastik gegen Osteoporose : einfache Übungen zum Vorbeugen von Knochenschwund ; rückenfreundliches Verhalten lernen ; mehr Körperbewußtsein entwickeln: sicher stehen und gehen / Barbara Spachtholz/ Helmut W. Minne. – Stuttgart: TRIAS, 1997

Gedruckt auf chlorfrei
gebleichtem Papier

© 1997 Georg Thieme Verlag
Rüdigerstraße 14, D-70469 Stuttgart
Printed in Germany
Satz: Fotosatz H. Buck, Kumhausen
Druck: Druckhaus Götz GmbH, Ludwigsburg

ISBN 3-89373-401-5       1 2 3 4 5 6

Wichtiger Hinweis: Bei allen sportlichen Aktivitäten und damit auch bei den in diesem Werk vorgeschlagenen Übungen besteht ein erhöhtes Risiko von Körper- und Gesundheitsschäden. Zusätzliche Gefahren können durch falsche Ausführung der in diesem Werk beschriebenen Übungen entstehen.
Autoren, Herausgeber und der Verlag haben zwar große Sorgfalt darauf verwandt, daß der Inhalt dieses Werkes, insbesondere die beschriebenen Übungen sowie die begleitenden Hinweise zur Ausführung der Übungen, dem Stand der Sportwissenschaft bei Fertigstellung des Werkes entspricht.
Gleichwohl kann der Verlag keine Haftung für Körper- und Gesundheitsschäden übernehmen, die gegebenenfalls beim Nachvollziehen der in diesem Werk beschriebenen Übungen entstehen. Dies gilt insbesondere für selbstverschuldete Unfälle. Vielmehr erfolgt jede Ausführung der in diesem Werk beschriebenen Übungen auf eigene Gefahr. Insbesondere muß jeder Nutzer in eigener Verantwortung und in allen Zweifelsfragen nach Einholung eines ärztlichen Rates entscheiden, ob die vorgeschlagenen Übungen seiner Gesundheit zuträglich sind und insbesondere mit seiner körperlichen Konstitution im Einklang stehen.
Jeder Nutzer ist angehalten, in eigener Verantwortung sorgfältig zu prüfen, ob Räumlichkeiten sowie Sport- und Trainingsgeräte so beschaffen sind, daß die Gefahr für Leib und die Gesundheit soweit als möglich ausgeschlossen ist.

Geschützte Warennamen (Warenzeichen) werden **nicht** besonders kenntlich gemacht. Aus dem Fehlen eines solchen Hinweises kann also nicht geschlossen werden, daß es sich um einen freien Warennamen handele.
Das Werk, einschließlich aller seiner Teile, ist urheberrechtlich geschützt. Jede Verwertung außerhalb der engen Grenzen des Urheberrechtsgesetzes ist ohne Zustimmung des Verlages unzulässig und strafbar. Das gilt insbesondere für Vervielfältigungen, Übersetzungen, Mikroverfilmungen und die Einspeicherung und Verarbeitung in elektronischen Systemen.

## Inhalt

**Zu diesem Buch**   9

- **Osteoporose – was ist das?**   11
  - Osteoporose – die Krankheit der älteren Frauen?   15
  - Die Ursachen der Osteoporose   16
  - Die Behandlung der Osteoporose   19
  - Vorbeugung und Behandlung – wo liegen die Unterschiede?   22

- **Gut drauf sein – gesund und aktiv älter werden**   23
  - Die Praxis: Wer rastet, der rostet   26
  - Was Sie vor dem Training wissen sollten   27

- **Übungsprogramm 1: Wir mobilisieren die Wirbelsäule**   29
  - Die Übungspraxis   30
  - Ein paar Worte zur Entspannung   40

- **Übungsprogramm 2: Die kleine Rückenschule**   43
  - Aufrecht durch den Alltag   43
  - Schulen Sie Ihre Selbstbeobachtung   45
  - Praktische Tips für das Alltagsverhalten   47
  - Die Übungspraxis   48

- **Übungsprogramm 3: Die Knochen kräftigen**   61
  - Die Übungspraxis   63
  - Spannungen abgeben – entspannt sein   72
  - Tips zur Knochenkräftigung im Alltag   73

### Inhalt

**Übungsprogramm 4: Beweglich sein, beweglich bleiben**    76

    Die Übungspraxis    78

    Entspannung – das innere Lächeln    86

    Tips für den Alltag    87

**Übungsprogramm 5: Sicherheit bewahren**    88

    Mehr Sicherheit im Alltag    89

    Die Übungspraxis    91

    Entspannen – lächeln, atmen und genießen    97

    Einfache Balanceübungen für den Alltag    99

**Übungsprogramm 6: Richtiges atmen**    101

    Die Übungspraxis    103

    Entspannungsphase: Lernen Sie Ihren Uratem kennen    110

    Atemtips für den Alltag    111

**Übungsprogramm 7: Die Muskeln dehnen**    113

    Die Übungspraxis    117

    Entspannt und doch voller Energie sein    125

    Tips für den Alltag    127

**Übungsprogramm 8: Ein kleines Fitneßtraining**    129

    Die Übungspraxis    131

    Genießen Sie ein paar Minuten der Ruhe    141

    Fitneßtips für zwischendurch    142

## Inhalt

### Wege zu Entspannung und Wohlbefinden — 143
Stellen Sie sich auf Entspannung ein — 145
Aktives Entspannen durch Tiefmuskelentspannung (Muskelrelaxation) — 146
Das Autogene Training — 148

### Müssen Wechseljahre auch Krisenjahre sein? — 152
Lebensqualität erhalten und neue Ziele finden — 153
Midlife-crisis und männliche Wechseljahre – ein Mythos? — 155
Lernen Sie zu leben — 156

### Buchempfehlungen zum Weiterlesen — 157

### Bildnachweis — 160

# Zu diesem Buch

Kaum ein anderes Organsystem kümmert uns Menschen weniger als ein gesunder Stütz- und Bewegungsapparat, denn wir spüren und fühlen nicht, wie dieser seine lebensnotwendigen Funktionen erfüllt. Er ist unser Stützgerüst, er gibt unserem Körper den inneren Halt, den wir für unsere aufrechte Haltung brauchen, und formt unsere Figur. In seiner Funktion als Bewegungsapparat ermöglicht er uns das Gehen, Stehen, Sitzen, Greifen und ist zudem Schutzschild für Gehirn, Herz, Lungen und alle übrigen Organe.

Eines der ersten Organe in unserem Körper, das sich mit der Zeit deutlich verändert, ist die Wirbelsäule. Jahrelang können wir allerdings beschwerdefrei bleiben. Selbst dann, wenn der Arzt schon an Muskel- und Bindegewebsverspannungen und Bewegungseinschränkungen das zukünftige Krankheitsbild erkennt, fühlen sich viele noch recht wohl und beweglich.

Zu diesen Menschen kann ich auch mich zählen. Die Wechseljahre setzten bei mir sehr früh ein, mit 44 Jahren. Aufgrund meiner guten Beweglichkeit sah ich keinen Anlaß zu Untersuchungen hinsichtlich der Osteoporose. Erst mit 50 entschloß ich mich zu einer Knochendichtemessung mit dem Ergebnis, daß auch ich eine Risikopatientin bin. Von der aufbauenden Wirkung gezielter Knochenkräftigungsübungen absolut überzeugt – schließlich war ich als Gymnastik- und Yogalehrerin jahrelang tätig –, begann ich sofort ein Osteoporoseprogramm zu entwickeln. Grundlage war eine gezielte Wirbelsäulengymnastik, die von Ute St. Jean und mir bereits 1978 entwickelt wurde und später in der Ausbildung für Übungsleiterinnen des Breitensports zu einem festen Bestandteil wurde. Heute wird der Osteoporosevorbeugung in meinen Trainingsgruppen eine große Aufmerksamkeit gezollt. Selbstverständlich habe ich es nicht nur bei der Bewegung belassen. Ich nehme heute Hormone und habe mich auch auf kalziumreiche Ernährung eingestellt.

Beim Durchstöbern der Literatur zum Thema Osteoporose bin ich auf Bücher von Professor Dr. Minne gestoßen. Für mich ist er ein Mediziner, der gerade dieses Thema besonders gut vertritt. Als dann das Fernsehen in der Serie »Tele-Gym« eine Übungsreihe zur Prävention der Osteoporose

## Zu diesem Buch

plante, ich als Fachautorin und Präsentatorin ausgewählt wurde, konnten wir Prof. Dr. Minne als medizinischen Fachberater für diese Serie gewinnen.

Unsere Zusammenarbeit bei dieser Sendung war dann auch der Anlaß, ein gemeinsames Buch zu diesem Thema herauszubringen. Schwerpunkt dieses Buches ist ein neues Kräftigungsprogramm für Knochen, das auch dem Aufbau der Knochenmasse dient. Die hier dargestellten Übungen sollen und können der Vorbeugung der Osteoporose dienen. Bei therapiebedürftiger, bereits eingetretener Osteoporose, womöglich mit ersten Knochenbrüchen, sind derartige Programme, angepaßt an die jeweilige Situation der Betroffenen, in anderer Form zu planen und kontrolliert durchzuführen.

Auch der ganzheitlichen Betrachtung dieser Erkrankung wird in diesem Buch besonders viel Raum gelassen. Körper und Seele sind ein Ganzes und durch nichts zu trennen. Tut es im Körper weh, fühlt sich auch die Seele nicht wohl. Wer sich bewegt, gewinnt nicht nur körperliche, sondern auch geistige Frische. Wir sprechen ja auch von der geistigen Beweglichkeit. Auch die vielen praktischen Tips für den Alltag, die Sie in diesem Buch finden, werden Ihre Kreativität fördern. Aus der Bewegung können wir immer wieder neue Kraft schöpfen – unser ganzes Wohlbefinden ist davon abhängig. Bewegung ist gleichzusetzen mit Lebensfreude, die wir uns selber schenken – sie ist das Ja zum eigenen Körper, das Ja zum Leben.

Ich wünsche Ihnen viel Freude
Ihre Barbara Spachtholz

# Osteoporose – was ist das?

Krankheiten werden heutzutage nur noch ernst genommen, wenn sie entweder auf spektakuläre, fast sensationelle Weise zu behandeln sind, z.B. Herztransplantationen, oder wenn sie als Volkskrankheit Angst und Schrecken verbreiten können. Bei der Osteoporose sind spektakuläre Heilungserfolge inzwischen möglich, auch wird die Osteoporose als Volkskrankheit angesehen.

Es wäre zu erwarten, daß in unserem Lande für die Patienten mit Osteoporose und gegen die Entwicklung neuer Krankheitsfälle alles getan wird, was menschenmöglich ist. Obwohl jedoch in weiten Kreisen der Bevölkerung der Wunsch nach einer erfolgreichen Verhinderung einer Osteoporoseentstehung geweckt ist, obwohl für die bereits an der Osteoporose Erkrankten alle Bemühungen um eine Heilung zu fordern sind, sind wir in unserem Lande weit davon entfernt, alles menschenmögliche hierfür zu tun. Woran mag das liegen?

Nach reiflichen Überlegungen bieten sich einige Erklärungsmöglichkeiten an.

1. Es ist noch nicht gelungen, bei den unsere Gesundheit verwaltenden Behörden die notwendige Aufmerksamkeit auf die Osteoporose und ihre Folgen zu lenken. Nun haben verschiedene Organisationen in Deutschland, u.a. das Kuratorium Knochengesundheit, seit Jahren warnend auf die durch Osteoporose entstehenden gesundheitlichen Probleme hingewiesen. Möglicherweise waren diese Warnungen in der Vergangenheit nicht laut genug herausgerufen worden. Wir müssen also mit unseren Aussagen lauter werden als bisher, damit die notwendigen Informationen zukünftig besser gehört werden.
2. Osteoporose galt in der Vergangenheit als die Krankheit der alt gewordenen Frau. Man soll es zwar nicht glauben, aber auch in Deutschland gibt es Personengruppen, deren Krankheiten ernster genommen werden, als die anderer Personengruppen. Der Herzinfarkt des jugendlichen Managers erscheint dabei bedeutungsvoller als der Knochenbruch der älteren Frau.

## Osteoporose – was ist das?

Unabhängig hiervon muß man jedoch feststellen:
- Osteoporose ist eine Krankheit, die unvertretbar hohes Leid für die Betroffenen hervorruft.
- Osteoporose verursacht Brüche im Bereich der Wirbelkörper der Wirbelsäule. Wenn dies erst einmal begonnen hat, so setzt sich das Knochenbrechen fort. Bei unbehandelten Patienten ist pro Jahr ein neuer Wirbelbruch zu erwarten.

Dies wird zur Ursache für Leid und Elend bei einem hohen Anteil der von diesem Krankheitsverlauf Betroffenen. Zum Zeitpunkt der Fraktur können die Schmerzen so deutlich werden, daß die Patienten sich fühlen, als würden sie »auseinandergebrochen«. Bleibt es bei einem einzelnen Bruch, kann also durch Behandlung weiteres Brechen im Bereich der Wirbelsäule verhindert werden, so kommt es mit der Zeit zu einer Normalisierung der Schmerzen. Treten jedoch immer wieder neue Brüche auf, so kommen die Betroffenen nicht mehr zur Ruhe, dauernde Schmerzen begleiten sie.

Die durch die Brüche entstehenden Verformungen im Bereich der Wirbelsäule stören die Funktion der Zwischenwirbelgelenke, der Muskulatur, der Bänder und der Sehnen. Die Leistungsfähigkeit unseres Achsenskeletts nimmt Schaden. Übliche alltägliche Aufgaben, wie morgendliches Aufstehen und Bekleiden, Einkaufen, Wohnung aufräumen etc., können nur noch mit Mühe erledigt werden. Mit fortschreitender Krankheit benötigen die Patienten hierfür fremde Hilfe. Durch Wirbelsäulenosteoporose kann also die Selbständigkeit im Alter verlorengehen, kann Abhängigkeit von anderen Menschen entstehen, wird die Unabhängigkeit im Leben durch das Dasein im Alten- und Pflegeheim abgelöst.

### Die Folgekosten der Osteoporose

Im Zusammenhang mit dieser Krankheitsform entstehen natürlich auch Folgekosten. Folgekosten, das sind Argumente für die Behörden, die sich um unsere Gesundheit kümmern müssen. Wenn Krankheiten für die Krankenversicherungen und die Allgemeinheit teuer werden, dann wecken sie Aufmerksamkeit. Wenn es gar möglich ist, Kosten durch frühzeitige Vorbeugung dieser Krankheit und durch systematische Therapie zu senken, dann wird dies erst recht zum Argument für den Einsatz derartiger Behandlungsmaßnahmen.

Entstehen also Folgekosten durch Wirbelsäulenosteoporose?

## Osteoporose – was ist das?

Ganz sicher entstehen hohe Folgekosten; ich rechne damit, daß mehr als 1 Milliarde DM allein für die Betreuung von Patienten mit Wirbelbrüchen pro Jahr bereitgestellt werden muß. Das Problem ist nur, daß sich diese Kosten auf verschiedene Töpfe verteilen. Da sind die Krankenversicherungen, die Krankenhausaufenthalte bezahlen müssen. Da sind andere Geldgeber, die bei Einweisung ins Alten- und Pflegeheim zur Kasse gebeten werden. Da sind die privaten Töpfe der Betroffenen, die im Rahmen der medizinischen Versorgung nicht selten überlastet werden.

Drei Millionen Menschen leben in Deutschland, bei denen Osteoporose zur Entstehung erster Wirbelbrüche beigetragen hat. Für drei Millionen Betroffene ist das hier Gesagte bereits Realität im Alltag. Eine Million, also ein Drittel, sind Männer; zwei Millionen, zwei Drittel, sind Frauen.

### Spätkomplikation Oberschenkelhalsbruch

Eine besonders schlimme Spätkomplikation der Osteoporosen sind die Oberschenkelhalsbrüche. Der Knochenschwund wird zum Risikofaktor für die Entwicklung von Oberschenkelhalsbrüchen. Gehäuftes Stürzen im Alter, hilfloses Aufprallen auf den Boden beim Sturz, das sind zusätzliche Faktoren, die zur Entstehung dieser gefürchteten Folge führen. 70000mal ist in Deutschland die Diagnose eines Oberschenkelhalsbruches pro Jahr zu stellen. Ein Drittel der Betroffenen sind wiederum Männer, zwei Drittel der Betroffenen sind Frauen.

Die Folgen für die Betroffenen sind eindrucksvoller, dramatischer, folgenschwerer als die nach Wirbelbrüchen: Kommt es zum Oberschenkelhalsbruch, dann steht immer eine Krankenhauseinweisung auf dem Programm. Die Beweglichkeit geht verloren, ein aufrechter Gang ist nicht möglich, massive Schmerzen, gelegentlich die Entwicklung eines Kreislaufschocks bedrohen die Betroffenen. In der Regel kann nur durch operative Maßnahmen ein therapeutischer Erfolg ermöglicht werden. Durch Vernageln, Verplatten, häufig auch durch vollständigen Gelenkersatz durch ein künstliches Hüftgelenk wird versucht, den eingetretenen Körperschaden zu korrigieren.

Auch wenn von allen medizinischen Möglichkeiten Gebrauch gemacht wird, droht den Betroffenen Lebensgefahr und Dauerschaden. 15 bis 20% der Betroffenen, dies sagen die Statistiken, werden vorzeitig im Vergleich zu denjenigen sterben, denen ein derartiger Bruch erspart blieb. Häufig sterben sie nach wochen- bis monatelangem schmerzhaftem und quälendem Krankenlager.

## Osteoporose – was ist das?

Werden die ersten Wochen bis Monate überlebt, ist schon viel gewonnen, leider aber nicht alles. Auch bei erfolgreich therapierten Patienten bleiben Schäden übrig. Die überwiegende Mehrzahl kann nicht mehr frei laufen, Treppensteigen geht nicht mehr. Die Mehrzahl kann morgens nicht mehr alleine aufstehen, kann sich auch nicht mehr selbständig bekleiden. Viele der Patienten sind auf dauernde Unterstützung durch die Umgebung angewiesen. Ein Drittel von ihnen wird versorgungspflichtig invalide.

Auch hier entsteht neben dem Leid für die Betroffenen auch eine Belastung der Budgets unserer Krankenkassen. Die Kosten, die im Zusammenhang mit einem Oberschenkelhalsbruch entstehen, sind offensichtlich viel höher, als in der Vergangenheit angenommen wurde.

Eine jüngst veröffentlichte Untersuchung aus der Schweiz hat alle Kosten zusammengestellt, die im Zusammenhang mit einem Oberschenkelhalsbruch entstehen. Dabei geht es nicht alleine um Kosten für die Akutversorgung im Krankenhaus, sondern auch um Kosten, die im Zusammenhang mit Rehabilitationsbemühungen nach Akutversorgung entstehen, auch Kosten, die nach Einweisung in Pflegeheime monatlich anfallen.

Für die Schweiz wurde berechnet, daß Folgekosten in Höhe von 60 000 bis 70 000 DM pro Patient anfallen. Auf Deutschland übertragen hieße dieses, daß pro Jahr allein für die Versorgung der Patienten mit Oberschenkelhalsbruch 5 Milliarden DM bereitgestellt werden müssen. 20 % der orthopädischen Krankenhausbetten werden in der Schweiz alleine für die Behandlung der Oberschenkelhalsbrüche benötigt. Anders herum gesagt: Die Zahl der in unserem Land bereitzustellenden orthopädischen Krankenhausbetten könnte deutlich gesenkt werden, wenn die Häufigkeit des Oberschenkelhalsbruches stark gesenkt wird. Auch dieses würde natürlich ganz wesentlich auf die Kosten Einfluß nehmen, die in Deutschland für die medizinische Versorgung bereitgestellt werden müssen.

## Osteoporose, die Krankheit der älteren Frauen?

Natürlich ist der Gedanke unerträglich, daß das Alter der Patientinnen und Patienten einer der Gründe ist, warum dem Thema Osteoporose in Deutschland so wenig Aufmerksamkeit geschenkt worden ist. Dies müßten wir als Signal dafür auffassen, daß wir in unserer Gesellschaft weit davon entfernt sind, uns richtig zu verhalten.

Wenn in der Tat zugelassen würde, daß einzelne Patientengruppen bei uns schlechter behandelt werden, als notwendig ist, nur weil es sich um eine Gruppe handelt, für die sich keine Lobby stark macht, dann wäre dies nicht nur traurig, sondern, sagen wir es einmal ganz deutlich, unerträglich!

Man sollte dieses aber nicht mit leichter Hand von sich weisen. In Amerika wurde untersucht, ob Frauen bei gegebenen Krankheiten weniger Zuwendung erfahren als Männer. Untersucht wurde dies bei Patienten mit Herzinfarkten. Die Zuwendung bei Frauen mit Herzinfarkt ist deutlich geringer, die Versorgung deutlich schlechter als bei Männern mit derselben Erkrankung!

Es ist also durchaus denkbar, daß in unseren Ländern Krankheiten wie die Osteoporose weniger ernst genommen werden, weil Frauen von ihnen betroffen sind. Dies wäre aber nicht nur aus gesellschaftspolitischen Gründen unerträglich, es wäre darüber hinausgehend irreführend, denn: Ein Drittel der Patienten mit Knochenbrüchen sind nämlich Männer!

Das heißt aber: Wenn durch männliche Dominanz eine Krankheit minder beachtet wird, weil sie scheinbar nur von alten Frauen erlitten wird, wenn aber in Wirklichkeit auch viele Männer an der Krankheit leiden, dann führt diese männliche Dominanz mit gesellschaftlicher Ungleichbehandlung von Männern und Frauen zu einer Benachteiligung nicht nur der Frauen, sondern auch der Männer, die unter dieser Krankheit leiden. Die Rache, so könnte man fast sagen, folgt hier auf den Fuße.

Das Fazit lautet:
- Es wird Zeit, die Probleme, die durch Osteoporose bei uns alltäglich entstehen, ernster zu nehmen als in der Vergangenheit.
- Krankheitsbedingtes Leid der Patienten sollte zukünftig mehr Zwang auf unser Denken ausüben als in der Vergangenheit.

### Osteoporose – was ist das?

- Unsere Behörden hingegen haben die Pflicht, die unerträglich hohen Folgekosten, die im Zusammenhang mit einer Osteoporose entstehen können, endlich wahrzunehmen, um alle Bemühungen zu unterstützen, die der Verhinderung der Osteoporoseentstehung gewidmet werden.
- Dieses sozialmedizinisch wichtige Problem darf zukünftig nicht mehr ignoriert werden. In der Zukunft muß deutlich mehr getan werden als in der Vergangenheit.
- Und was hier getan werden muß, das leitet sich zwanglos aus unseren Kenntnissen zur Entstehung und Vorbeugung der Osteoporose, zur Therapie der eingetretenen Krankheit ab.

## Die Ursachen der Osteoporose

Bei einem begrenzten Teil der Patienten kann die Entstehung einer Osteoporose auf klar umrissene Ursachen zurückgeführt werden. Es sind sogenannte sekundäre Osteoporosen, die als Folge von Krankheiten oder der Einnahme von Medikamenten entstehen.

### Was sind sekundäre Osteoporosen?

Der Verlust der Sexualhormone führt bei Männern und Frauen zu einer Störung des Knochenstoffwechsels, zur Entwicklung einer Osteoporose, zu ansteigendem Knochenbruchrisiko.

Der bei der Frau die Wechseljahre auslösende Verlust der Sexualhormone wird als »normal im Lebensablauf« angesehen. Die hierdurch entstehenden Osteoporosen werden dem üblichen Altersknochenschwund zugeordnet. Wenn eine Osteoporose im Zusammenhang mit einem Sexualhormonmangel beim Manne entsteht, so wird dies als sekundäre Osteoporose bezeichnet. Plausibel ist eine derartige Trennung nicht, sie erklärt sich aber durchaus aus historischen Überlegungen.

Eine Reihe weiterer hormoneller Störungen kann zur Entwicklung einer sekundären Osteoporose führen. Im Vordergrund stehen Knochenstoffwechselstörungen durch Cortison bzw. Medikamente, die wie Cortison wirken. Sehr selten kommt es zur vermehrten Cortisonbildung des Körpers. Viel häufiger werden Corticoide (Cortison und cortisonähnlich wirksame Medikamente) im Organismus vermehrt wirksam, weil sie als

## Die Ursachen der Osteoporose

Medikamente zugeführt werden müssen. Es gibt Krankheiten, die ohne Corticoide nicht zu behandeln sind. Eine derartige Behandlung kann jedoch den Knochenstoffwechsel massiv stören und zur Entwicklung einer Osteoporose führen. Besonders bedroht sind Patienten, bei denen derartige Medikamente als Nachsorge nach Organtransplantation eingesetzt werden müssen.

Entzündliche Krankheiten im Bereich des Magen-Darm-Traktes, jedoch auch entzündliche Gelenkkrankheiten können Osteoporosen verursachen. Bei einem Teil dieser Krankheiten kommt hinzu, daß auch sie durch sogenannte Glucocorticoide zu behandeln sind.

Störungen der Knochenmarksfunktion (sogenannte hämatologische Systemkrankheiten) können ebenfalls Störungen des Knochenstoffwechsels und damit Osteoporose entstehen lassen.

### Risikofaktoren für die Entwicklung einer Osteoporose

Bei der Mehrzahl der Patienten mit Osteoporose sind derartige Krankheiten oder Medikamente nicht die Krankheitsursache. Bei ihnen lassen sich jedoch Risikofaktoren beschreiben, die die Entstehung einer Osteoporose gefördert haben.

Bei den Frauen ist der die Wechseljahre auslösende Sexualhormonmangel (s.o.) eine Ursache für vorzeitiges Entwickeln einer Osteoporose und frühzeitige Entstehung erster Knochenbrüche. Fünf bis zehn Jahre nach Eintritt in die Wechseljahre kommt es bei den Betroffenen zu ersten Wirbelbrüchen, zu einem Zeitpunkt also, zu dem sie noch mehr als 20 Lebensjahre vor sich haben.

Durch sexualhormonersetzende Therapie kann der für die Wechseljahre typische beschleunigte Knochensubstanzverlust verhindert werden. Die Wirkung der Sexualhormone hält solange an, wie sie genommen werden. Eine sexualhormonersetzende Therapie fördert nicht nur den Knochenstoffwechsel, sondern trägt darüber hinaus zum Verschwinden wechseljahrestypischer Symptome bei, verhindert die Entstehung von Herz-Kreislauf-Erkrankungen, senkt das Risiko von Herzinfarkten, ist sogar ein Mittel zur Senkung des Risikos einer Alzheimer-Krankheit.

Als bedrohlich wird immer wieder dargestellt, daß offensichtlich bei einem kleinen Teil der behandelten Frauen eine Anhebung des Brustkrebsrisikos denkbar erscheint. Wahrscheinlich handelt es sich dabei um diejenigen Frauen, in deren Familien Brustkrebs gehäuft vorkommt und bei denen eine derartige Behandlung daher mit besonderer Aufmerksamkeit zu überwachen ist.

### Die Rolle der Ernährung

Bei Männern und bei Frauen wirkt sich unsere heutige Ernährungssituation nachteilig aus, u.a. natürlich auch, weil wir alle eine durchschnittlich hohe Lebenserwartung haben. Versorgungslücken an einzelnen Nährstoffen, die bei kürzerer Lebensdauer keine Probleme darstellen würden, können zur Katastrophe werden, wenn wir, was wir uns ja alle eigentlich wünschen, immer älter werden.

Mangelhaft versorgt werden wir mit Kalzium und Vitamin D. Vitamin D entsteht in der Haut unter dem Einfluß des UVB-Lichtes der Sonnenstrahlen. UVB-Licht ist während des Winterhalbjahres aus dem üblichen Sonnenlicht herausgefiltert. Dann wird Vitamin D in unserer Haut nicht mehr ausreichend gebildet. Vitamin D kann natürlich auch mit der Nahrung zugeführt werden. Fettreiche Seefische und Lebertran enthalten Vitamin D in ausreichenden Mengen.

Wir müßten dann allerdings fettreichen Seefisch mehr als zweimal pro Woche konsumieren. Wer tut das schon? In der Küstennähe, wo Fisch traditionell auf dem Essensplan vertreten ist, mag es ja noch angehen. Je weiter wir jedoch ins Binnenland kommen, desto seltener werden diese Fische verzehrt. Und mit dem Lebertran haben wir alle nichts mehr im Sinne; die Mehrzahl von uns erinnert sich zu gut an den Geschmack dieses gesundes Öls, auf den wir gerne verzichten möchten.

Beim Kleinkind wird Vitamin D wegen des allfälligen Vitamin-D-Mangels heute schon automatisch gegeben. Warum eigentlich nicht beim älterwerdenden Menschen? Es hat sich beweisen lassen, daß die Vermeidung des Kalzium- und Vitamin-D-Mangels eine Senkung des Risikos für Oberschenkelhalsbrüche um mindestens 25 % bewirken kann. Dies sollte in der Tat unsere Gewohnheiten ändern: Es ist wünschenswert, daß nicht allein beim Kleinkind die Vitamin-D-Prophylaxe betrieben wird, sondern daß alle Bürger mit zunehmendem Alter diese Möglichkeit der Vitamin-D-Versorgung für sich nutzen können.

Kalzium gibt es in Milch und Milchprodukten, es kommt auch in einigen Mineralwässern vor, auch einige Gemüsesorten sind kalziumreich.

Ein hoher Anteil der Bevölkerung ist kalziumarm versorgt. Milch und Milchprodukte werden von einigen Menschen nicht konsumiert, weil sie nicht vertragen werden oder weil sie ihnen nicht schmecken. Kalziumreiche Mineralwässer stehen nicht überall zur Verfügung. Und kalziumreicher Brokkoli wird auch nicht täglich auf dem Speiseplan stehen. Bei vielen Mitbürgern ist es daher notwendig, Kalzium in Form sogenannter Supplemente zuzuführen, also in Form von Tabletten.

### Gefahr durch Stürze

Knochenbrüche entstehen im Alter nicht nur, weil die Knochen mürbe sind, sondern auch, weil wir im Alter häufiger stürzen als die Jugendlichen. Zudem stürzt man im Alter hilfloser, rollt nicht mehr elastisch ab, stolpert leichter, läßt mechanische Kräfte hierdurch auf den Knochen einwirken.

Gang- und standfeste Menschen stürzen seltener. Und wenn sie denn stürzen, so stürzen sie geübter. Trainierte Menschen sind seltener Opfer eines hilflosen Sturzes. Regelmäßiges körperliches Training ist daher ein wichtiger Bestandteil aller vorbeugender Bemühungen zur Verhinderung von Knochenbrüchen im Alter.

Vorbeugung, Prävention, das heißt in diesem Falle körperliches Training, Steigerung der Fitneß, Sicherung der Gang- und Standfestigkeit, um hilflose Stürze zu verhindern.

Hier sollte auch erwähnt werden, daß die Sturzneigung bei Menschen, die unter Sehstörungen leiden, besonders hoch ist. Auch die Benutzung von Schlafmitteln kann, die Wachheit des Menschen dämpfend, zur Ursache für nächtliche Stürze werden. Und ist der Organismus vorgeschädigt, sei es durch Lähmungen nach Schlaganfall oder aber im Zusammenhang mit schmerzenden Gelenkkrankheiten, so führt auch dieses gehäuft zu Stürzen.

## Die Behandlung der Osteoporose

Osteoporose ist als Krankheit dadurch charakterisiert, daß Knochensubstanz verloren ging. Die Therapie der Osteoporose muß sich darum bemühen, diese Verluste wieder auszugleichen.

Es ist heute zweifelsfrei möglich, verlorengegangene Knochensubstanz wieder aufzubauen. Bei den heutigen Behandlungen geht es nicht mehr nur darum, weitere Verluste an Knochensubstanz zu verhindern, sondern auch darum, bereits eingetretene Verluste auszugleichen. Diese Ziele können durch den Einsatz der heute verfügbaren Medikamente erreicht werden!

## Osteoporose – was ist das?

Osteoporose ist damit, wenn die Behandlung nur früh genug begonnen wird, zu einer heilbaren Krankheit geworden!

Durch die medikamentöse Therapie kann das für die Krankheit typisch angehobene Knochenbruchrisiko wieder normalisiert werden. Ich gehe davon aus, daß durch angemessene Vorbeugung bei den Bedrohten und durch angemessene Therapie bei den Betroffenen die Mehrzahl der heute noch hinzunehmenden Knochenbrüche verhindert werden kann. Dies betrifft nicht nur die Wirbelkörperbrüche, sondern auch die Oberschenkelhalsbrüche.

Aus diesem Grunde ist zukünftig dafür zu sorgen, daß bei jedem Patienten, bei dem durch Osteoporose ein angestiegenes Knochenbruchrisiko besteht, eine angemessene Behandlung durchgeführt wird, um dieses Risiko wieder zu senken.

Es geht nicht an, daß untherapierte Patienten einem unvertretbar ansteigenden Knochenbruchrisiko entgegenleben, obwohl dieses Schicksal verhindert werden könnte. Grundsätzlich ist die Mehrzahl der heute noch auftretenden Oberschenkelhalsbrüche überflüssig, weil verhinderbar!

Grundsätzlich ist heutzutage für Tausende deutscher Mitbürger das Schicksal der versorgungspflichtigen Invalidität vermeidbar, da die hierzu führenden Oberschenkelhalsbrüche bei Tausenden verhindert werden könnten. Angesichts des Leids der Patienten, jedoch auch angesichts der enorm hohen Folgekosten, ist es heutzutage unzulässig, die therapeutischen Möglichkeiten der Osteoporose weiterhin zu ignorieren.

Die Entscheidung, welches der zur Verfügung stehenden Medikamente bei einzelnen Patienten eingesetzt werden sollte, wird immer eine Einzelentscheidung sein. Die betreuenden Hausärzte und Fachärzte werden für den einzelnen Patienten eine optimale medikamentöse Therapie zusammenstellen.

Neben einer Basistherapie, bestehend aus Kalzium und Vitamin D, werden unter den heute verfügbaren sogenannten Bisphosphonaten, Calcitoninen, sexualhormonersetzenden Präparaten und fluoridhaltigen Medikamenten diejenigen auszuwählen sein, die beim einzelnen Patienten am ehesten erfolgsversprechend sind. Es kann an Stelle des üblichen Vitamin D auch ein sogenanntes aktiviertes Vitamin D verordnet werden.

### Die Behandlung der Osteoporose

## Rehabilitationstherapie

Eine medikamentöse Therapie beeinflußt den Knochenstoffwechsel. Eine Rehabilitationsbehandlung nimmt auch auf die bereits eingetretenen Folgeschäden bei Osteoporose Einfluß.

Darüber hinausgehend sind Patienten, bei denen der Knochensubstanzverlust bereits zur Anhebung des Risikos für Knochenbrüche führte, zu beraten, wie allein durch Besonderheiten der Lebensführung das Risiko zukünftiger Knochenbrüche gesenkt werden kann. Häufig entsteht im Zusammenhang mit den Folgeschäden nach Knochenbruch ein chronisches Beschwerdebild, welches im Alltag zu erheblichen Einschränkungen führt. Eine Rehabilitationsbehandlung wird hier gezielte Maßnahmen einsetzen, um die Patienten von derartigen Beschwerden wieder zu befreien.

Im Rahmen stationärer Aufenthalte in hierfür spezialisierten Kliniken, wie unsere Bad Pyrmonter Klinik »Der Fürstenhof«, kann für die Patienten mit Osteoporose all das bewirkt werden, was für sie unter den Bedingungen des häuslichen Weiterlebens von großer Bedeutung ist. Sie lernen, wie die Krankheit entstand und wie sie zu behandeln ist; sie erleben die schmerzlindernden Möglichkeiten therapeutischer Maßnahmen; sie fassen Mut bei Krankengymnastik und körperlichem Training und gewinnen insgesamt Freiheiten zurück, die sie verlorengegangen wähnten. An spezialisierten Kurorten werden auch sogenannte »Osteoporose-Kompakt-Kuren« angeboten, die am Kurort Bad Pyrmont erstmals entwickelt wurden.

Glücklich sind diejenigen, bei denen im Anschluß an die Rehabilitationsbehandlung Heimat in einer Selbsthilfegruppe am Wohnort gefunden werden kann. Die mehr als 400 Selbsthilfegruppen bemühen sich schon heute in unserem Land um die Versorgung der Patienten mit Osteoporose. Noch viele hundert weitere Gruppen müssen gegründet werden, bis unsere Patienten einigermaßen flächendeckend versorgt werden. Diejenigen, die in der Vergangenheit aktiv waren und die Selbsthilfegruppenarbeit förderten, wissen dieses ganz genau. Sie wissen aber auch, daß nicht alles von ihnen alleine bewerkstelligt werden kann, sondern daß der Kreis derer, die sich hier engagieren, ausgeweitet werden muß.

Unterstützung erhalten all diese Gruppen, von denen ein Teil im Bundesverband der Osteoporose-Selbsthilfegruppen (die Anschrift lautet: Kirchfeldstr. 149, 40215 Düsseldorf) organisiert ist, durch das Kuratorium Knochengesundheit (Anschrift: Leipziger Straße 6, 74889 Sinsheim), das

● **Osteoporose – was ist das?**

seit vielen Jahren aufklärend tätig ist und für Patienten und Ärzte die wichtigen und notwendigen Informationen bereit hält.

## Vorbeugung und Behandlung – wo liegen die Unterschiede?

Wenn eine Osteoporose eingetreten ist, wenn womöglich erste Knochenbrüche aufgetreten sind, so sind alle bewegungstherapeutischen Maßnahmen, alle krankengymnastischen Übungen, in Abhängigkeit von den bereits eingetretenen Schäden zu planen. Falsche Übungen könnten den Patienten schädigen, unnötige Belastungen können neue Frakturen entstehen lassen.

Bewegungstherapie, physikalisch-balneologische Therapie, Trainingstherapie und Gesundheitserziehung – das sind vier Aspekte für die Patienten mit eingetretenen Osteoporosen. Sie dürfen nur unter ärztlicher Überwachung durch geschultes Personal eingesetzt werden.

Bewegungstherapie und Steigerung der Fitneß, das ist natürlich auch das Feld für die Vorbeugung. Prävention, das ist aber das Behandeln von denjenigen, bei denen die Krankheit noch nicht besteht und bei denen eine Krankheitsentstehung verhindert werden soll.

Die Knochen derer, die sich um Prävention bemühen, sind noch gesund. Allenfalls kann ein zukünftiges Entstehungsrisiko für die Erkrankung durch Untersuchung hergeleitet werden. Gesunde Knochen können anders belastet werden als kranke Knochen. Die Vorbeugung bei noch Gesunden, das ist die Bemühung um Erhaltung der Gesundheit!

Das vorliegende Buch wendet sich an alle, die der Osteoporose vorbeugen möchten.

Ihnen ist zu wünschen, daß Sie beim körperlichen Training, bei der Bemühung um die Wahrung der körperlichen Fitneß, Freude erleben können, daß Sie sich wohl fühlen und daß am Ende die Möglichkeiten der Prävention gerne benutzt werden, nicht nur, weil sie gesund sind, sondern auch, weil sie Freude bereiten.

Seien wir doch ehrlich: Sich zu bewegen, nur weil es gesund ist, wer macht das schon! Bewegung, die Vergnügen bereitet, das machen wir gerne, das tun wir auch, ohne daß ein erhobener Zeigefinger dazu anmahnt.

Ihnen allen wünsche ich daher viel Freude bei all den Bewegungsübungen, die der Vorbeugung einer Osteoporose dienen.

Ihr Helmut W. Minne

# Gut drauf sein – gesund und aktiv älter werden

Im Alter körperlich und geistig jung und gesund zu bleiben, ist nicht allein ein Geschenk, das uns in den Schoß gelegt wird. Ein weiser alter Spruch besagt: »Alt werden steht in Gottes Gunst, jung bleiben, das ist Lebenskunst.« Wir sind es also selbst, die einiges dazu tun müssen, um jung, gesund und damit aktiv zu bleiben. Heute wissen wir, daß wir durch ein entsprechendes Training bis ins hohe Alter fit bleiben können. Informationen von der Sporthochschule Köln besagen, daß bei richtigem Training 100 % der Muskelmasse bis zum 70. Lebensjahr erhalten werden kann. Wir können also etwas tun.

### Der Alterungsprozeß läßt sich bremsen

Zugegeben, jeden Tag 15 Minuten zu üben, Durchstehvermögen und Rückgrat zu beweisen, ist nicht gerade leicht, jedoch lohnenswert. Wir sind nun aber mal nicht jeden Tag gleich gut drauf. Unser Stimmungsbarometer will ebenfalls berücksichtigt werden. Befinden wir uns in einem Stimmungstief, fehlt uns die Freude am Tun, und auch unser Denken bewegt sich nur im Negativen. Ein Tip von mir: Finden Sie heraus, wann Sie sich gut fühlen, und beginnen Sie dann mit dem Training. Denn wenn wir unseren eigenen Körperrhythmus beachten, fällt uns Aktivität leichter. Später werden wir dann feststellen, daß uns unsere neue Gewohnheit, das tägliche Üben, aus den schlechten Stimmungen herauszureißen vermag. Am Anfang ist es jedoch leichter, mit Lust am Üben zu beginnen, als sich mit schlechter Laune das Übungsprogramm zu verleiden.

### Alt und unbeweglich: auch eine Frage der Einstellung

Alt werden und sich alt fühlen kann nicht allein an den physiologischen Veränderungen unseres Körpers festgemacht werden. Eine wesentliche Rolle spielt unsere eigene Einstellung zum Altwerden. »Man ist nur so alt, wie man sich fühlt« bedeutet, daß das Alter, in Lebensjahren gemessen, nichts mit dem Gefühl, alt zu sein, zu tun hat. Einige können schon in jungen Jahren geistig alt sein. Ihr Verharren in festen Vorstellungen von Ordnung und Lebensgesetzen beeinflußt auch den Körper in seiner Beweglichkeit. Ohne den Wunsch, etwas zu erleben und Neues zu entdecken, offen zu sein für neue Vorstellungen und Sichtweisen, macht unbeweglich und alt.

### Der entscheidende Schritt zum Altsein

Jedes Stehenbleiben – nur noch zurückschauen wollen – das ewig gestrige Denken, sorgenvolles Grübeln über die Zukunft ... so entsteht das negative Gefühl, alt und unbeweglich zu sein. Natürlich müssen wir lernen, unseren natürlichen Alterungsprozeß und das Altwerden zu akzeptieren. Einige Veränderungen im Alter lassen sich trotz aller Bemühungen nicht ganz verhindern. Hier gilt es zu lernen, sich auf die Gegebenheiten anders einzustellen, um gut damit gut zu leben.

### Bleiben wir geistig aktiv, bleiben wir rege

Die Flexibilität des Körpers hängt also auch von unserem Geist ab. Er ist der zentrale Motor unseres Lebens. Selbst bei eingeschränkter Beweglichkeit hält er uns rege. Er motiviert uns für alle unsere Unternehmungen, Wünsche und Interessen, verleiht uns Humor und hilft uns, unsere Empfindungen und Gefühle anderen gegenüber ausdrücken zu können. Diese Antriebskraft hält uns jung. Wenn wir es lernen, diese Triebfeder unter Spannung zu halten, haben wir genügend Schwung für die neue Jugend im Alter.

### Positives Denken, Sehen und Erleben

Haben Sie schon einmal über die vielen positiven Seiten des Älterwerdens nachgedacht? Lebenserfahrung ist doch etwas, was wir wirklich den Jungen voraushaben. In vielen Situationen, in denen wir früher nervlich stark gefordert waren, bleiben wir heute ruhiger, gelassener. Wir wissen, es lohnt sich nicht, sich aufzuregen. Schließlich ist es unser eigener Körper, der die Streßfolgeschäden ausbaden muß. Über den Dingen zu stehen, macht abgeklärt. Wir sollten das nicht mit Gleichgültigkeit verwechseln, es hat eher mit Verständnis und Menschenkenntnis zu tun. Auch unsere Berufserfahrung ist ein Gut, das zu den positiven Seiten des Älterwerdens und -seins gehört. Immer mehr ältere Menschen lassen ihre Erfahrungen ehrenamtlich in den Dienst sozialer Einrichtungen einfließen. Es gibt bereits »Wissensbörsen«, die einen Senioren-Experten-Service anbieten. Über Seniorenbüros können Menschen mit vielerlei Erfahrungen erste Kontakte schließen. Beim Aufbau in den neuen Bundesländern waren viele »alte Hasen« beteiligt, und sie waren gern gesehen.

### Vorbeugen, sowohl für den Körper als auch für die Psyche

»Ganzheitlich« ist ein Begriff, der heute viel genutzt und oft mißverstanden wird, aber trotzdem den Kern trifft. Nur wenige Dinge im Leben treffen uns wirklich unvorbereitet. Auf vieles kann man sich einstellen und manchem, wie z.B. Krankheiten, kann man entsprechend vorbeugen. Dieses Buch will mit seinen Informationen, praktischen Empfehlungen und Übungsprogrammen dafür sorgen, daß Sie sich durch körperliche und geistige Mobilität Ihre Selbständigkeit, Freiheit und damit Ihre Entfaltungsmöglichkeiten erhalten. Je früher Sie sich mit diesen wichtigen Themen beschäftigen, um so länger – und damit besser – können Sie wirklich vorbeugen.

### Eile mit Weile – des Guten zuviel vermeiden

Der Arzt Paracelsus, er lebte im Mittelalter, gab den Rat: »Die Dosis macht das Gift«. Dabei gibt es keinen Unterschied, ob es sich um etwas Positives oder Negatives handelt. Auch Streß ist eine Anpassungsenergie, die uns hilft, mit den täglichen Anforderungen fertig zu werden. Bauen wir zuviel davon auf, z.B. durch andauernde körperliche oder seelische Belastungen, durch Überforderung im Alltag oder durch krankheitsbedingte Schmerzen, kommt es zu gesundheitsschädigenden Auswirkungen. Genauso schädigend wirkt das Übertreiben der positiven Dinge. Extreme sind immer schädlich: zuviel sportliche Betätigung oder andere Aktivitäten, Bewegungsmangel, die strenge Diät oder das übermäßige Essen, auch das stundenlange in der Sonne liegen oder Stubenhocken bei künstlichem Licht.

### Finden Sie Ihr richtiges Maß

Mit Aktivität ausgefüllte Tage lassen uns keine Zeit, zu uns selbst zu kommen. Unausgefüllte Tage ohne Reiz werden langweilig, wir fangen an, Trübsal zu blasen und haben gar keine Lust mehr, uns zu bewegen. Wenn Sie täglich ein Trainingsprogramm durchführen, beginnen Sie mit einem Maß, das sich für viele, die bereits die Fernsehserie »Aktiv gegen Osteoporose« mitgemacht haben, als gut und richtig erwiesen hat.

## Die Praxis: Wer rastet, der rostet

### Neue Energie durch körperliche Betätigung

Wenn wir uns körperlich betätigen, dann kostet uns das nicht etwa wertvolle Energie. Ganz im Gegenteil, Bewegung bringt unseren Körper und unsere Psyche in Schwung und weckt neue Energie. Diese hilft uns, unseren täglichen Streß zu bewältigen, Krankheiten zu widerstehen, steigert unsere geistige und körperliche Leistungsfähigkeit, stärkt unser Selbstvertrauen und fördert unser emotionales Gleichgewicht. Durch Bewegung werden wir daran erinnert, wie hoch unser Aktivitätsniveau sein kann – von der höchsten Kraftanstrengung bis hin zur aktiven Entspannung.

Immer wieder stelle ich in meiner Übungspraxis fest, daß die feineren Unterschiede der einzelnen Spannungszustände gar nicht wahrgenommen werden. Die meisten Menschen leben in einem Spannungsbereich, der weit entfernt von einem harmonischen Spannungsausgleich ist. Sie halten diesen Spannungszustand meistens für ganz normal und nehmen die Beschwerden, die daraus resultieren, als gegeben hin. Das geschieht oft solange, bis aus dieser Störung des Allgemeinbefindens eine handfeste Krankheit wird oder die Psyche einen Knacks bekommt. Lernen wir uns regelmäßig gezielt zu bewegen und dabei die körperlichen Grenzen zu beachten, haben wir nach dem Lachen die beste Medizin.

### Das etwas andere Übungsprogramm

Um nun der Osteoporose vorzubeugen, müssen wir in etwas anderer als gewohnter Form trainieren. Die in diesem Buch vorgestellten Übungen richten sich vor allem an Menschen über 30 Jahre und an die, die sich bis jetzt körperlich wenig betätigt haben. Das Übungsprogramm ist so zusammengestellt, daß Übungen, die die Ausdauer verbessern, sich mit Übungen, die die Muskelkraft stärken, ergänzen. Dazu kommen Übungen, die die Beweglichkeit, die Koordination und den Gleichgewichtssinn fördern. Das Schwergewicht liegt jedoch auf Übungen, die der Verbesserung des Knochenzustandes dienen. Viele Bewegungsmuster werden für Sie ungewohnt sein, doch ist diese Art der Knochenbelastung von großer Bedeutung. Der lebende Knochen reagiert besonders positiv auf diese ungewohnte Form der mechanischen Beanspruchung. Richtige Bewegung stützt die Wirbelsäule und gibt ihr den natürlichen Halt. Führen Sie also ab sofort ein »bewegtes Leben«.

## Was Sie vor dem Training wissen sollten

Damit das Training für Sie auch wirklich sicher, wohltuend und effektiv ausfällt, sollten Sie die nachfolgend kurz aufgeführten Punkte unbedingt beachten.
- Beginnen Sie die Übungen stets langsam und gemächlich.
- Beginnen Sie jede Trainingseinheit mit den Aufwärmübungen (nicht nur Lieblingsübungen heraussuchen). Sie bereiten den Körper für anstrengende Übungen vor.
- Achten Sie auf Ihre Atmung. Sie gibt Ihnen auch eine Kontrolle darüber, ob Sie Ihre Belastung noch ein wenig steigern können oder nicht. Wichtig: Bei ruhiger Atmung üben Sie genau richtig. Atmen Sie zu schnell, üben Sie bitte sofort langsamer, bis Ihre Atmung sich wieder beruhigt hat.
- Üben Sie regelmäßig. Ihr Heimprogramm ist nur dann effektiv, wenn Sie täglich üben. Nehmen Sie schon an einer Osteoporoseturngruppe teil, dann wird Ihre wöchentliche Übungsstunde so sinnvoll ergänzt.
- Üben Sie in bequemer Kleidung und in Socken, damit Sie mit den Füßen spüren können, wieviel Halt sie uns vermitteln können, wenn wir sie richtig einsetzen.

**Bitte beachten Sie folgende wichtige Hinweise**

Wenn Sie sich lange Zeit nicht aktiv bewegt haben, dann können sich zu Beginn Ihre individuellen Beschwerden verstärken. Achten Sie bitte auf mögliche Veränderungen. Die Übungen dürfen keine neuen Schmerzen bereiten. Brechen Sie in diesem Fall die Übung sofort ab. Üben Sie nur in Ausgangspositionen, die Sie problemlos einnehmen können. Achten Sie unbedingt auf Ihre Leistungsgrenzen. Verstärken sich nach der Gymnastik Ihre Schmerzen, könnte das auf eine Überlastung hinweisen. Klären Sie mit Ihrem Arzt ab, was für Sie sinnvoll ist.

### Wo und wann soll ich üben?

Überall dort, wo Platz genug ist und Sie ungestört üben können. Achten Sie darauf, daß Sie nicht auf einem Teppich üben, der wegrutschen könnte, oder daß der Fußboden zu glatt ist! Ein Raum mit Teppichboden wäre ideal für die Praxis. Tip: Kaufen Sie sich eine Gymnastikmatte. Sie

● **Gut drauf sein – gesund und aktiv älter werden**

bekommen Sie in jedem Sportgeschäft. Sie darf jedoch nicht zu weich sein. Lassen Sie sich beraten. Stellen Sie sich für jedes Übungsprogramm einen Stuhl bereit, denn viele Übungen werden auf dem Stuhl ausgeführt! Planen Sie einen festen Zeitpunkt für das tägliche Üben ein. Nur nicht unmittelbar nach einer Mahlzeit turnen, Ihr Magen könnte Ihnen das übelnehmen!

### Wie lange und wie oft soll ich üben?

Jede Übungseinheit umfaßt ca. 20 Minuten. Am Anfang sollten Sie sich etwa auf ca. 30 Minuten einstellen, weil Sie die Übungen ja erst kennenlernen müssen. Außerdem ist es besonders wichtig, stets mit der Entspannungsphase aufzuhören, erst dann werden Sie sich anschließend so richtig wohlfühlen können.

- Ich empfehle Ihnen deshalb, täglich ein gesamtes Übungsprogramm durchzuführen und keine einzelnen Übungen herauszusuchen, da jedes Programm eine in sich abgeschlossene Trainingseinheit darstellt.
- Lesen Sie sich in die Entspannungsphasen langsam ein. Lesen Sie nicht mehr als 3 oder 4 Sätze, danach versuchen Sie, das Gelesene innerlich nachzuvollziehen.
- Wenn Sie alle Übungsprogramme durchgearbeitet haben, beginnen Sie am besten wieder von vorn. Von nun an wiederholen Sie fortlaufend die Programme. Allerdings brauchen Sie sich dann nicht mehr an die Reihenfolge zu halten. Ein Lieblingsprogramm sollte es jedoch nicht geben, weil Sie dann zu einseitig üben.

### Mein Tip: Werden Sie kreativ!

Im Laufe des Tages lassen sich auch andere Übungsmöglichkeiten finden; viele Anregungen erhalten Sie in Tips zum Alltag nach jedem Übungsprogramm. Fit und aktiv bleiben wir nur mit regelmäßigem Training. Wie Essen und Trinken muß Bewegung ein fester Bestandteil unseres Alltags werden.

Hinweis: Lesen Sie sich die Textbeiträge, die auf die einzelnen Übungsprogramme zugeschnitten sind, bitte aufmerksam durch. Sie enthalten wertvolle Informationen zu den entsprechenden Schwerpunkten der Trainingseinheit.

# Übungsprogramm 1: Wir mobilisieren die Wirbelsäule

Im Mittelpunkt der ersten Trainingseinheit steht die Mobilisierung der Wirbelsäule. Es handelt sich um ein Bewegungstraining mit einem relativ geringen Bewegungsausschlag, das zur Mobilisierung der Wirbelsäule beiträgt. Verspannungen in der gesamten Rückenmuskulatur werden so auf sanfte Weise gelöst.

### Am Anfang steht das Aufwärmen!

Kalte Muskeln sind verletzungsanfällig und nicht bewegungsbereit. Aufgewärmte Muskeln sind biegsam und können trainiert werden. Arbeitende Muskeln verbrauchen ein Vielfaches mehr an Sauerstoff als ruhende Muskeln. So ist das Ziel des Aufwärmens, die Herzleistung zu beschleunigen, um sämtliche Körperregionen mit mehr Blut, d.h. gleichzeitig mit mehr Sauerstoff zu versorgen. Vor allem geht es hier um die Skelettmuskulatur. Wird deren erhöhter Sauerstoffbedarf nicht gedeckt, könnten Krämpfe auftreten.

### Wie intensiv darf das Aufwärmen sein?

Intensiv genug, um Ihren Puls in Ruhe um ca. 30 Schläge pro Minute zu erhöhen. Das heißt, Sie dürfen leicht ins Schwitzen kommen, und auch Ihr Atem darf etwas schneller werden. Wichtig! Beginnen Sie langsam. Gewöhnen Sie sich erst an die Bewegungen.

### So messen Sie Ihren Puls

Beträgt Ihr Ruhepuls 65 oder 70 Schläge pro Minute, dann darf er beim Aufwärmen auf 95 oder 100 Schläge pro Minute beschleunigt werden. Zum Pulsmessen strecken Sie Ihren linken oder rechten Arm aus, und winkeln Sie die Hand nach unten ab. Setzen Sie nun die Finger (kleiner bis Zeigefinger) nebeneinander ans Handgelenk unterhalb des Daumens auf. Ein schwaches Pulsieren zeigt Ihnen, daß Sie Ihren Puls gefunden haben. Stoppen Sie nun mit dem Sekundenzeiger Ihrer Armbanduhr 15 Sekunden, und zählen Sie die Pulsschläge mit. Wenn Sie diese Zahl mit 4 multiplizieren, erhalten Sie Ihren Pulsschlag pro Minute.

● Übungsprogramm 1: Wir mobilisieren die Wirbelsäule

# Die Übungspraxis

## Aufwärmen durch Dehnen

### Übung 1: Wechselseitiges Armdehnen

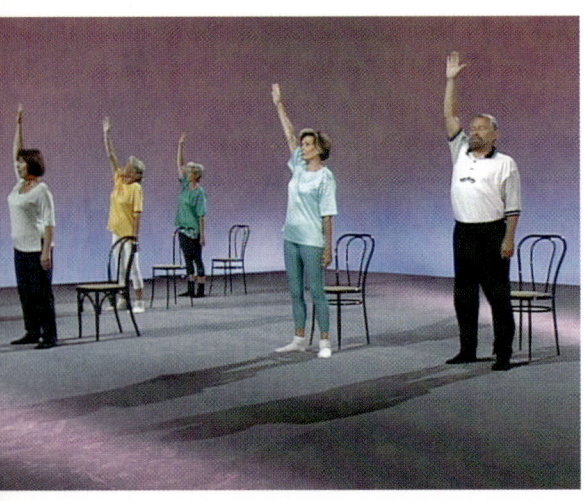

- Beine hüftbreit geöffnet aufstellen, Fußsohlen fest am Boden halten
- rechten Arm weit nach oben strecken und dehnen, Rumpfseite mitdehnen; Arm langsam senken

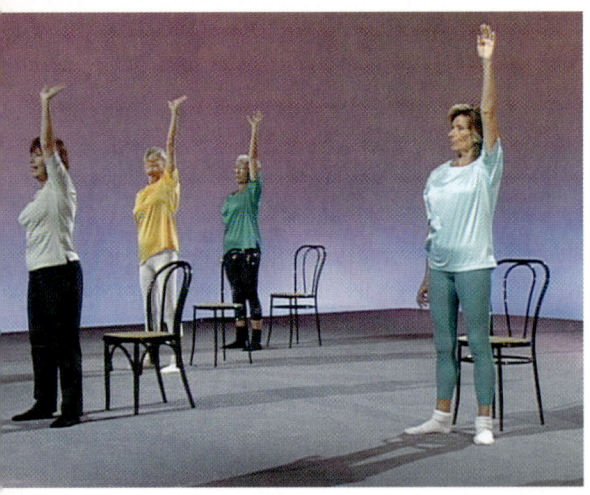

- linken Arm weit nach oben strecken und dehnen, Rumpfseite mitdehnen; Arm langsam senken

## Übungsprogramm 1: Wir mobilisieren die Wirbelsäule

- beide Arme nach oben strecken und dehnen, Arme langsam senken
- Wiederholen Sie alle Bewegungen noch 2mal.

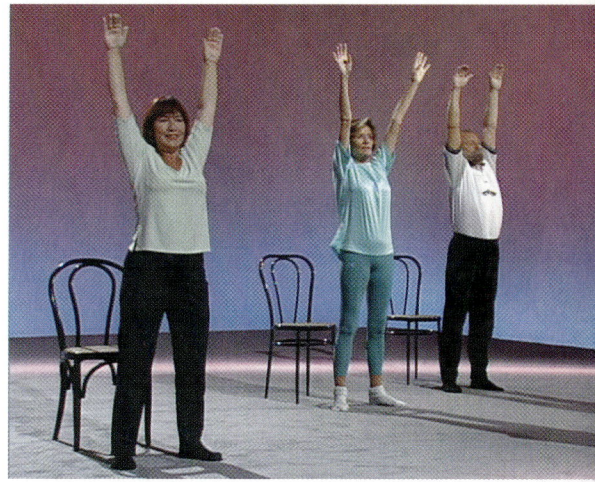

- Atmen: Atmen Sie der Übung angepaßt – langsam und ruhig. Atmen Sie während des Anhebens der Arme ein, während des Absenkens aus.

- Übungsprogramm 1: Wir mobilisieren die Wirbelsäule

### Übung 2: Überkreuzen der Arme

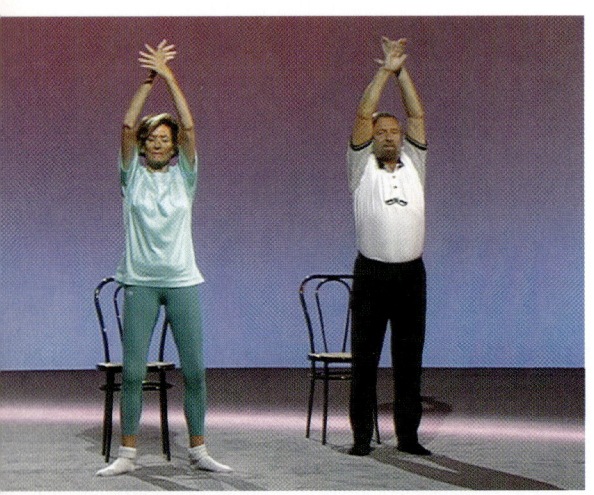

- Arme seitlich ausbreiten, im weiten Aufwärtskreis nach oben führen; Arme überkreuzen
- gekreuzt vor dem Körper abwärts sinken lassen, Knie dabei beugen. Oberkörper aufrecht halten!
- Wiederholen Sie die Übung noch 2mal.

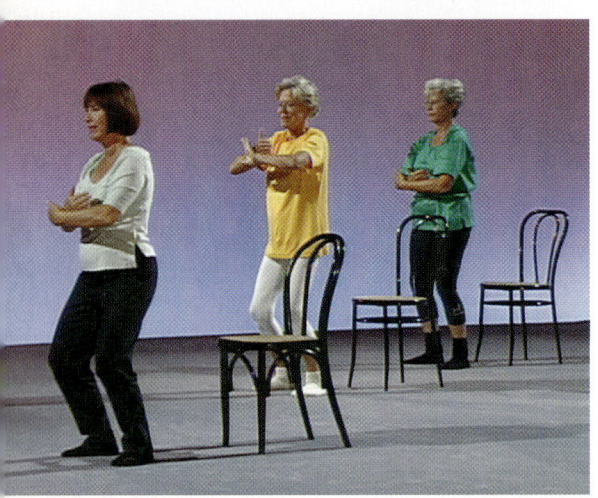

- Atmen: Einatmen, wenn Sie die Arme ausbreiten und anheben. Ausatmen, wenn die Arme nach unten sinken.

## Übungsprogramm 1: Wir mobilisieren die Wirbelsäule

### Übung 3: Überkreuz-Variante

- Arme vor dem Körper überkreuzt hochführen wie beim Pulloverausziehen.
- Arme ausbreiten und in weitem Kreis abwärts sinken lassen, den Oberkörper aufrecht halten; Knie dabei beugen, und die Fersen vom Boden abheben
- Wiederholen Sie die Übung noch 2mal.

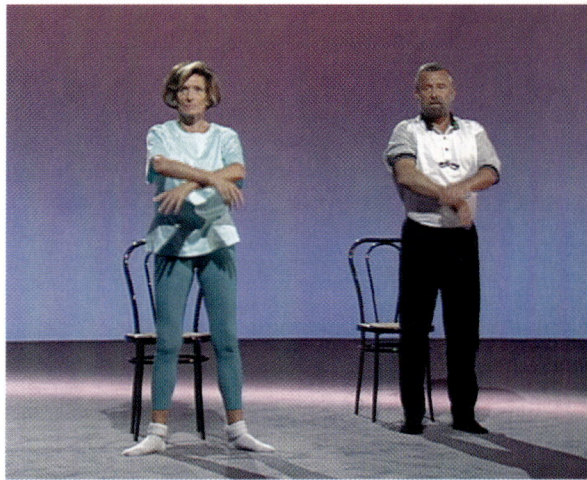

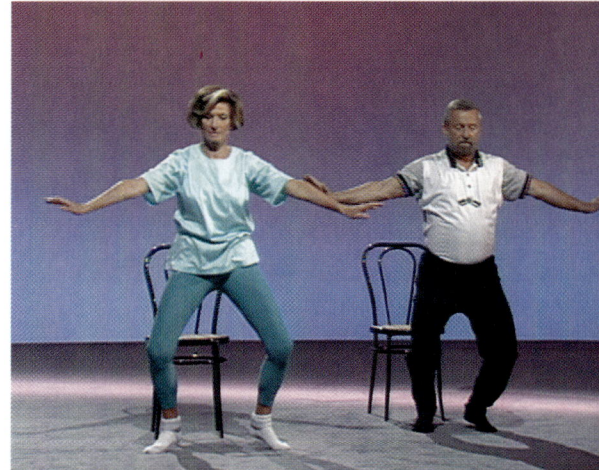

- Atmen: Einatmen, wenn Sie die Arme anheben. Ausatmen, wenn Sie die Arme senken.

### Bitte beachten Sie

Alle Übungen werden langsam, ruhig und ganz gemächlich ausgeführt. Versuchen Sie, Ihren Atemrhythmus den Bewegungen anzupassen, langsam und ruhig.

- **Übungsprogramm 1: Wir mobilisieren die Wirbelsäule**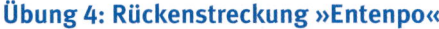

## Mobilisation im Stand

Ein besonderes Augenmerk richtet die Osteoporose-Vorbeugung auf die schonende Mobilisation der Wirbelsäule. Hierzu werden die Bewegungen mit relativ geringem Bewegungsausschlag ausgeführt, während die angrenzenden Bewegungssegmente stabilisiert werden. Diese speziellen Übungen verringern die Spannung der umliegenden Muskulatur, und die kleinen Wirbelgelenke können freigearbeitet werden.

### Übung 4: Rückenstreckung »Entenpo«

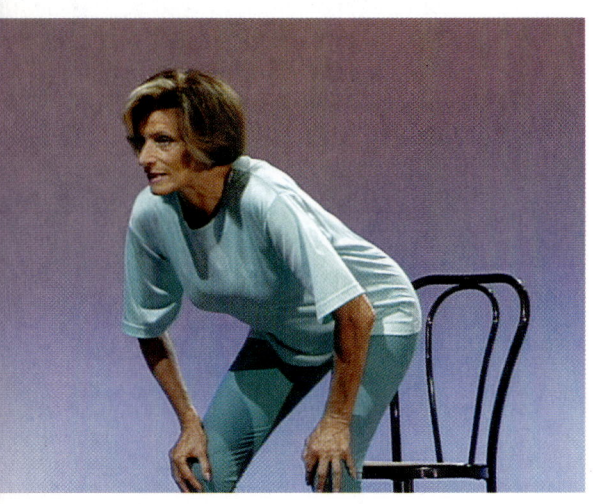

- Beine hüftbreit auseinander aufstellen; Fußspitzen zeigen leicht nach außen
- Kniegelenke beugen
- Hände auf Oberschenkel stützen
- Rücken strecken, Po weit nach hinten schieben: »Entenpo«
- Stellung 10–15 Sekunden halten, dabei ruhig ein- und ausatmen.

Wichtig: Schmerzgrenze beachten!

- Übungsprogramm 1: Wir mobilisieren die Wirbelsäule

### Übung 5: Rückenbeugung »Katzenbuckel«

- Ausgangshaltung ist hier der »Entenpo«
- unteren Rücken nach oben runden
- »Katzenbuckel« machen, Kopf zur Brust ziehen
- Stellung 10–15 Sekunden halten, dabei ruhig weiteratmen.

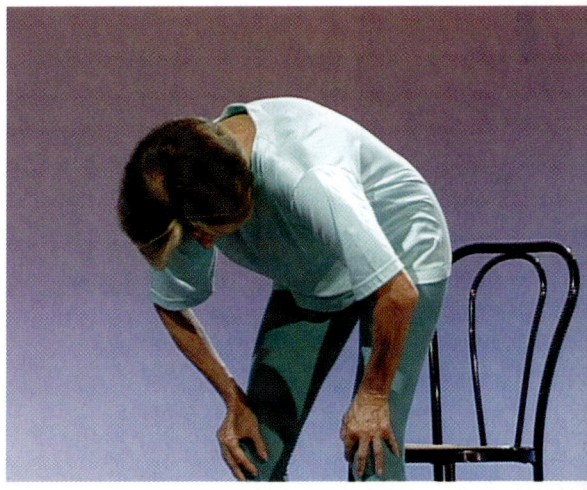

### Übung 6: Rückenstreckung – Rückenbeugung

»Entenpo« und »Katzenbuckel« wechseln sich ab. 3–5mal wiederholen.

- Atmen: Einatmen beim »Entenpo«, Ausatmen beim »Katzenbuckel«. Atmen Sie mit gespitzten Lippen aus (Flötenmund), so entlüftet die Lunge besser.

### Übung 7: Oberkörperdrehung

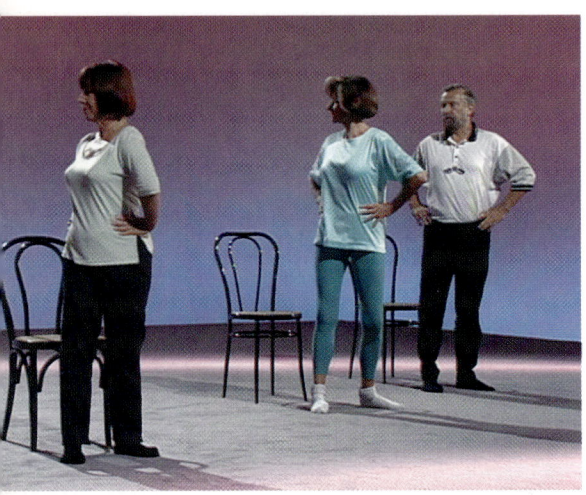

- Beine hüftbreit auseinander aufstellen
- Hände in die Taille stützen, Füße fest am Boden halten – nicht mitdrehen; Knie beweglich mitgehen lassen
- Oberkörper langsam nach rechts drehen; 10–15 Sekunden so bleiben – ruhig weiteratmen
- Oberkörper zurückdrehen und nun im Wechsel nach links und rechts drehen; 3mal wiederholen

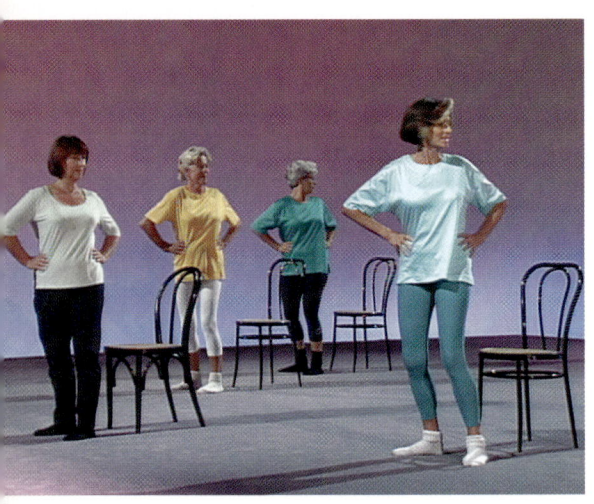

- Atmen: Einatmen – Drehung, Ausatmen – zurück in Ausgangshaltung.

▶ Besonders wichtig ist die Körperhaltung, mit der wir üben. Wir können uns besser bewegen, wenn wir uns vorher aufgerichtet haben.

**Übungsprogramm 1: Wir mobilisieren die Wirbelsäule**

### Übung 8: Haltungsaufbau im Sitzen

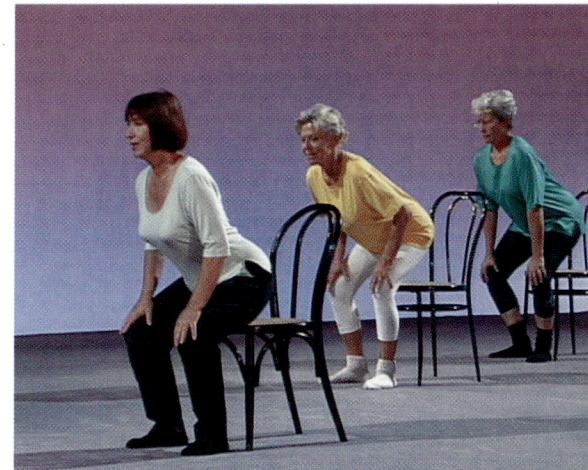

- setzen Sie sich auf den vorderen Teil der Stuhlfläche
- Beine hüftbreit geöffnet aufstellen
- Füße leicht zum Boden drücken lassen (Spannung halten)
- richten Sie den Brustkorb auf
- lassen Sie die Schultern leicht zurück, nach hinten fallen
- ziehen Sie Ihren Bauch ein – bitte weiteratmen!
- halten Sie Ihren Brustkorb aufgerichtet – die Haltung nicht verlieren!
- entspannen Sie langsam in dieser Reihenfolge: Beine – Gesäß – Bauch – Schultern

Wiederholen Sie den Haltungsaufbau noch 3mal. Lassen Sie sich dabei zuerst so richtig hängen; bauen Sie sich dann von unten nach oben wieder auf.

**Eine zusätzliche Übung hilft, das Gefühl für diese Haltung zu vertiefen:**
Pendeln Sie mit dem aufgerichteten Oberkörper (steif wie ein Stock bleiben) nach rechts, links, vor und zurück. Kreisen Sie dann einige Male mit dieser neugewonnenen Haltung, bevor Sie in einer angenehmen, aufgerichteten Position ausruhen.

- **Übungsprogramm 1: Wir mobilisieren die Wirbelsäule**

## Mobilisation im Sitzen

### Übung 9: Seitliches Brustkorbanheben

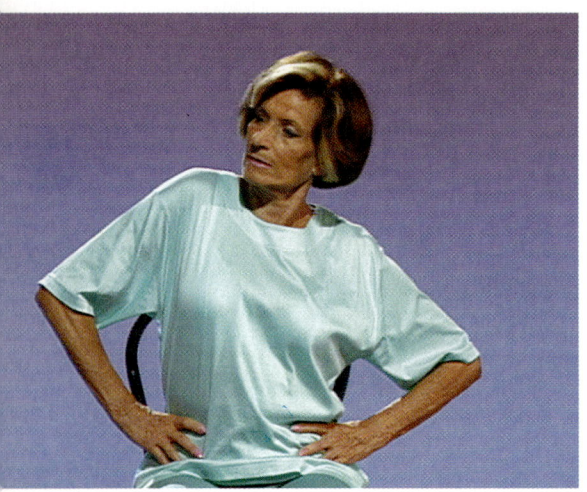

- Sie sitzen in aufgerichteter Haltung
- die Beine hüftbreit geöffnet
- stützen Sie die Hände in die Seite
- heben Sie die rechte Seite des Brustkorbes an
- bleiben Sie 10–15 Sekunden so, dabei ruhig weiteratmen
- kehren Sie in die Ausgangshaltung zurück und heben die linke Seite an
- wechseln Sie anschließend die Seiten ab; langsam üben, 3mal wiederholen

Wichtig! Achten Sie darauf, daß Sie die Schultern nicht hochziehen, sondern nur die Seiten des Brustkorbs anheben.

- Atmen: Einatmen beim Anheben der Seite, Ausatmen in der Ausgangshaltung.

### Bitte beachten Sie

Sie können die Übungen auch öfter wiederholen. Achten Sie aber auf Ihre Bewegungsgrenzen. Schmerzen dürfen nicht auftreten. Legen Sie unbedingt eine Entspannungspause ein, bevor Sie mehrmals wiederholen.

- **Übungsprogramm 1: Wir mobilisieren die Wirbelsäule**

### Übung 10: Oberkörperdrehung im Sitzen

- Ausgangshaltung wie in Übung 9
- drehen Sie sich langsam nach rechts; bleiben Sie dabei unbedingt aufgerichtet, 10–15 Sekunden die Stellung halten, dabei ruhig weiteratmen, danach langsam zurückdrehen
- drehen Sie sich langsam nach links, 10–15 Sekunden halten, langsam zurückdrehen; wiederholen Sie 3mal

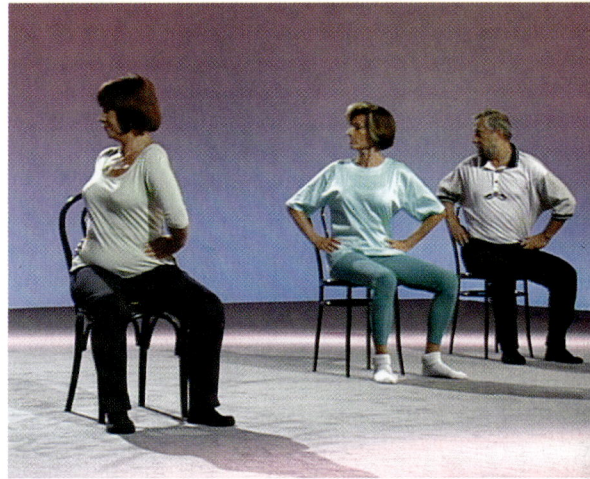

- Atmen: Einatmen, während Sie nach rechts drehen, Ausatmen, wenn Sie in die Ausgangshaltung zurückdrehen.

▶ Lassen Sie sich anschließend immer noch etwas Zeit, um Ihre Körperempfindungen wahrzunehmen, z.B.: Welche Seite war angenehmer? Wo gab es bei der Bewegung Schwierigkeiten? Fühlen Sie sich hinterher wohl? Ihre Körperempfindungen geben Auskunft darüber, was in Ihnen mehr Beachtung finden sollte.

- Übungsprogramm 1: Wir mobilisieren die Wirbelsäule

## Ein paar Worte zur Entspannung

Ein wichtiger Bestandteil unseres Trainings ist das Entspannen. Es ist ebenso wichtig wie das Aufwärmen, denn durch diese Ruhephase wird dem Körper Gelegenheit gegeben, sich abzukühlen und zu entspannen. Unser Herz kann sich nun auf seine normale Ruhefrequenz einstellen. Alle Aktivität läßt nach, und die Körpervorgänge können sich normalisieren. Jeder Mensch besitzt die Fähigkeit, sich zu entspannen und das nicht nur nach körperlicher Betätigung.

Unser Körper reagiert ganz automatisch auf Situationen, die wir als ärgerlich, belastend, ängstlich oder bedrohlich empfinden. Er schaltet das Aktivitätsprogramm ein. Das heißt, daß das Erregungsniveau unseres sympathischen Nervensystems steigt und nun eine Kette von Körpervorgängen in Gang gesetzt wird, damit wir mit der Situation besser fertig werden können. Es wird jene Energie erzeugt, die wir als Streß nur allzu gut kennen.

### Die richtige Dosis Streß ist das Salz des Lebens

Streß an sich ist also etwas Positives, weil er uns hilft, mit den täglichen Anforderungen besser fertigzuwerden. Wie in allen Dingen unseres Lebens kommt es jedoch auf die richtige Dosis an. Dauern unsere körperlichen und seelischen Belastungen zu lange (Schmerzen gehören auch dazu), gerät unser Körper unter Dauerstreß und kann sich nun nicht mehr entspannen. Das Spannungsgleichgewicht unseres Körpers ist in Gefahr, d.h. ein richtiges Wohlgefühl kann fast nicht mehr empfunden werden. Dank der modernen Streßforschung wissen wir heute mehr über die Krankheitssymptome, die lang andauernder Streß in unserem Körper erzeugt, und wir können lernen, mit Streß anders umzugehen. Viele der psychosomatischen Störungen verschwinden dann von ganz allein. Schon das Wissen um diese inneren Zusammenhänge, dazu gehört auch das Wissen über Entstehung und Auswirkung der Osteoporose, ist ein Schritt in ein gesünderes Leben. Gezielte Entspannung ist demnach mehr als ein bloßes Ausruhen. Sie ist eine echte Selbsthilfe, wenn es darum geht, Körper und Seele wieder ins Gleichgewicht zu bringen.

● **Ein paar Worte zur Entspannung**

## Eine Entspannungsübung

Diese Grundübung besteht aus zwei Phasen: Phase 1 ist der Aufbau der Sitzhaltung; Phase 2 ist das Entspannen.

### Phase 1: Aufbau der Sitzhaltung:
- Stellen Sie Ihre Beine hüftbreit geöffnet auf.
- Nutzen Sie mit Ihrem Gesäß die gesamte Sitzfläche aus.
- Richten Sie Ihren Brustkorb auf.
- Ziehen Sie Ihre Schultern leicht nach hinten und unten.
- Lehnen Sie Ihre Schulterblätter an die Lehne.
- Lassen Sie Ihre Hände locker in Ihrem Schoß ruhen, dicht an die Leisten gezogen.
- Lehnen Sie Ihre Ellenbogen an die Rumpfseiten.
- Stabilisieren Sie Ihre Mitte, indem Sie Ihren Bauch für einige Sekunden einziehen und dabei versuchen, Ihren unteren Rücken gegen die Stuhllehne zu drücken. Langsam die Spannung loslassen, die Haltung darf dabei aber nicht verlorengehen! Nun führen Sie die Entspannungsübungen durch.

### Phase 2: Entspannen
- Entspannen Sie sich in den Beinen, im Gesäß, im Bauch, in der Brust und in den Schultern, in den Armen und Händen.
- Entspannen Sie Ihr Gesicht; lächeln Sie mit Ihren Augen. Schauen Sie dabei über Ihre Nasenspitze abwärts in Richtung Boden (Ihre Augenwinkel ziehen sich dabei leicht nach unten). Lächeln Sie mit dem Mund (Mundwinkel leicht anheben). Lassen Sie Ihre Mundhöhle dabei größer werden, das macht Ihre Lippen weich und voll. Ihr Kiefergelenk entspannt sich dabei und überträgt die Entspannung auf alle Körpergelenke.
- Bleiben Sie nun für 2 Minuten so sitzen. Ihr Lächeln wird automatisch dazu beitragen, daß sich Ihr Körper immer tiefer entspannen kann.
- Spüren Sie dem Gefühl der Entspannung nach. Welche Empfindungen können Sie wahrnehmen?
    – ist die Muskulatur entspannt und locker?
    – ist Ihr Körper warm durchströmt?
    – ist Ihr Atem- und Herzrhythmus ruhig und gleichmäßig?

### Übungsprogramm 1: Wir mobilisieren die Wirbelsäule

- fühlen Sie sich angenehm?
- welche Gedanken gehen Ihnen durch den Kopf?
- Versuchen Sie, gedanklich ganz in Ihrem Körper zu bleiben, einfach da zu sein, zu lächeln, zu atmen und zu entspannen.
Denken Sie möglichst oft daran: »Gestern war schon – morgen kommt erst. Heute ist der Tag, an dem ich lebe und der glücklich macht.« Wir können selbst sehr viel dazu beitragen!

▶ Jedes Übungsprogramm hört mit Übungen auf dem Stuhl auf, deshalb empfehle ich Ihnen zunächst einmal zu lernen, in einer Sitzhaltung zu entspannen. Später können Sie, wenn Sie Ihr Entspannungsprogramm erweitern wollen, auch im Liegen üben.

# Übungsprogramm 2: Die kleine Rückenschule

## Aufrecht durch den Alltag

Wenn wir uns in der Gymnastikstunde nach den Anweisungen des Übungsleiters bewegen, entsteht oft der Eindruck: »Es ist ja ganz einfach«. Wieder eingebunden in den Alltag, erinnern wir uns zu selten an die wichtigsten Informationen zur aufrechten Haltung. Unser Körper verfügt jedoch über eine Maßnahme, die uns schnell wieder daran denken läßt: den Schmerz. Wir müssen also rückengerechtes Alltagsverhalten lernen. Gerade wenn wir die Risikofaktoren für eine Osteoporose in uns tragen, ist es besonders wichtig sich zu fragen, ob wir richtig stehen, gehen, bücken, heben, tragen, sitzen und liegen.

### Auf die tägliche Haltung kommt es an

Sie trägt im wesentlichen dazu bei, ob und wie sich die Wirbelsäule im Laufe der Jahre verformt hat. Vielen Menschen ist das Bewußtsein für den eigenen Körper verlorengegangen. Sie haben in der Folge ein gestörtes Verhältnis zu ihrem Körper. Seine Signale werden fehlinterpretiert, falsch ablaufende oder unökonomische Bewegungsmuster nicht erkannt. Das Wahrnehmen solch unbewußt ablaufender Mechanismen ist jedoch notwendig, um das alltägliche Verhalten einer gesunden Lebensweise anzupassen.

Der erste Schritt dazu ist die Selbstbeobachtung und der Lernprozeß, der daraufhin erfolgen muß. Dazu gehört auch, daß wir uns unserer Gefühle mehr annehmen müssen, um die darin verborgene geistige Haltung zu erkennen. Alte Volksweisheiten, die im Gespräch mit Osteoporose-Erkrankten immer wieder auftauchen, sprechen eine deutliche Sprache.

- »Ich fühle mich wie gebrochen.«
- »Es ist ein Kreuz mit dem Kreuz.«
- »Als wenn tausend Lasten auf meinem Rücken ruhen.«
- »Jemand ist gramgebeugt, niedergedrückt, rundgedienert.«
- »Meine Knochen sind müde.«

Dieses meist tief in uns verankerte Alltagswissen ist in unserer Haltung sichtbar.

### Stimmungstiefs bestimmen das Verhalten

Jeder von uns weiß jedoch, wie es ist, wenn man sich völlig erschöpft und kraftlos fühlt. Nicht nur unsere Stimmung ist dann im Keller, auch der Körper findet keinen Halt. Er ist zum Umfallen müde. Von unseren Gedanken ganz zu schweigen. Wir sind gar nicht in der Lage, positiv zu denken. Auch Aufmunterungen anderer können dann nicht angenommen werden.

Entwicklungsgeschichtlich hängen unsere Gedanken von der Stimmung des Körpers ab und umgekehrt. Natürlich bringen wir unsere Gefühle nicht mit chronischen Krankheiten in Verbindung. Vom psychologischen Standpunkt aus gesehen werden jedoch seelische Einbrüche und der Verlust der Knochensubstanz, der sogenannte Knochenschwund, in einem Zusammenhang gebracht. Schwere seelische Konflikte können also durchaus mit der Entstehung und dem Fortschreiten der Osteoporose in Verbindung stehen.

Nun betrifft diese Krankheit zumeist den Menschen der zweiten Lebenshälfte. In dieser Lebensphase finden oft viele Veränderungen statt: Ehepaare müssen sich damit abfinden, daß ihre Kinder das Haus verlassen, langjährige Ehen beginnen zu bröckeln, man hat sich nichts mehr zu sagen, pflegebedürftige Eltern müssen versorgt werden, Pensionierungen vermitteln das Gefühl, nun nicht mehr gebraucht zu werden, Krankheiten des Partners oder in der Familie schränken die Aktivität ein. Auch Einsamkeit, weil der Partner stirbt, gehört zu den möglichen Veränderungen in diesem Lebensabschnitt. Studien beweisen, daß Frauen, aber auch Männer, die dieser Problematik – Trennung oder Verlust – ausgesetzt sind, mit Beeinträchtigungen ihrer körperlichen Gesundheit sowie einer Schwächung des Immunsystems rechnen müssen. Begegnen können wir dieser negativen Entwicklung nur, wenn wir selbst für die Gesundheit unseres Körpers verantwortlich werden und mit Aktivität den ersten Schritt in die richtige Richtung tun.

## Schulen Sie Ihre Selbstbeobachtung

Sind Sie Rechts- oder Linkshänder? Diese Frage ist wichtig, denn sie hat Folgen für Ihr Alltagsverhalten. Ihre Feinmotorik ist auf der rechten Seite besser ausgeprägt, wenn Sie Rechtshänder sind. Sie wählen dann automatisch Ihre linke Seite zur Lastenseite. Beispielsweise wird ein Rechtshänder mit der rechten Hand die Tür aufschließen und in der linken Hand die schwere Tasche halten. Wenn Sie sich nun einmal beobachten, dann wird Ihnen auffallen, daß Sie tatsächlich auch Ihren Einkauf meist links tragen. Wenn die Last zu schwer geworden ist, tragen Sie sie vermutlich eine längere Zeit links und wechseln nur kurz mit der rechten Seite ab.

Wenn Sie z.B. auf den Bus oder die Bahn warten, werden Sie beim Stehen Ähnliches beobachten können. Ihre Körperlast werden Sie längere Zeit auf das linke Bein verlagern und nur kurz auf das rechte wechseln. Sie können sich nun vorstellen, daß sich Ihre linke Schulter leicht angehoben hat, weil durch die meist einseitige Belastung die Schulter- und Nackenmuskulatur verkürzt ist. Wenn also Ihre Handtasche immer wieder von der rechten Schulter rutscht und Sie sie dann auf der linken Schulter deponieren, weil sie dort besser hält, wissen Sie nun schon, welche Seite bei Ihnen mehr beansprucht wird.

Machen wir uns also unser Verhalten bewußter. Nur so können wir unsere Haltung korrigieren, um aufrecht durch den Alltag zu gehen. Dazu wurde von meiner Kollegin Ute St. Jean folgender Fragenkatalog zusammengestellt.

### Frage: Wie steht es um Ihren Rücken?

1. Sitzen Sie immer in dem gleichen Sessel, wenn Sie fernsehen? Müssen Sie dabei den Kopf stets in die gleiche Richtung drehen? (Das gleiche gilt für die Schule, wenn Schüler oder Studenten stets nach rechts zur Tafel sehen müssen.) Stricken oder basteln Sie viel? Wandern dabei Ihre Schultern langsam nach oben? Das führt zu unerträglichen Nackenverspannungen.
2. Müssen Sie während Ihrer Arbeit oder Freizeitbeschäftigung sehr viel nach unten sehen? Die Nackenmuskulatur verkrampft, um den Kopf aufrecht zu halten.
3. Haben Sie einen großen Busen, den Sie durch eine leicht runde Haltung ein wenig verbergen möchten? Schmerzen im Bereich der Brust-

- Übungsprogramm 2: Die kleine Rückenschule

wirbelsäule machen darauf aufmerksam. Diese runde Haltung wird durch eine übermäßige Rückwärtsbewegung in der Halswirbelsäule ausgeglichen, die Schultermuskeln verspannen.

4. Haben Sie das Gefühl, daß Ihnen die Zeit oder die Faust im Nacken sitzt? Sie stehen unter starkem Belastungsdruck?
5. Haben Sie ein Hohlkreuz? Warum? Tragen Sie hohe Schuhe? Sitzen Sie viel? Sind Ihre Knie im Stand durchgestreckt?
6. Arbeiten Sie viel in gebeugter Haltung (Beispiel: Automechaniker)? Halten Sie dabei den Rücken gerade? Arbeiten Sie in gebeugter und verdrehter Haltung (Beispiel: Krankenschwester am Bett eines Patienten)? Was läßt sich verändern?
7. Müssen Sie schwer heben? Heben Sie schwere Lasten aus dem Rücken oder aus den Beinen? Müssen Sie sich häufig bücken? Wie bücken Sie sich?
8. Haben Sie Ischiasbeschwerden? Wie stehen Sie? Verteilen Sie Ihr Gewicht stets auf beide Füße, oder haben Sie ein Belastungsbein? Wenn Sie nur auf einem Bein stehen, ist Ihr anderes Bein nach außen gedreht? Dabei verschiebt sich Ihr Becken und somit die gesamte Statik der Wirbelsäule. Ischiasbeschwerden werden verstärkt.
9. Haben Sie öfter das Gefühl durchzubrechen? Die Lendenwirbelsäule zeigt, wie stabil Sie wirklich sind.
10. Haben Sie bereits resigniert auf die Diagnose: »Damit müssen Sie leben«? Wenn ja, dann wird es Zeit, neue Kraft zu tanken und eine positive Einstellung zu sich zu gewinnen.

## Praktische Tips für das Alltagsverhalten

Nach der Selbstbeobachtung und dem Aufspüren unserer falschen Gewohnheiten gilt es nun, den nächsten Lernschritt zu vollziehen: die Korrektur dessen, was wir als falsch erkannt haben.

● Sitzen Sie viel? Falls Sie berufstätig sind, versuchen Sie Ihre Haltung sooft wie möglich zu verändern. Wenn Sie nur ein Sitzmöbel zur Verfügung haben, dann versuchen Sie unterschiedliche Positionen darauf einzunehmen. Zu Hause können Sie Ihre Sitzmöbel wechseln: vom Stuhl auf den Sessel oder auch die Liegeposition auf der Couch. Bitte behalten Sie alle Positionen nicht zu lange bei! Versuchen Sie es mal mit dem Sitzball. Er erlaubt ein aktives Sitzen und gibt ein ganz neues Sitzgefühl. Auch das Aufstehen zwischendurch sollte von Ihnen nicht als Störung oder Ärgernis angesehen werden, sondern als willkommene Abwechslung und Bewegung, die dem Körper guttut.

● Stehen Sie viel? Überprüfen Sie, wie Sie stehen. Versuchen Sie, Ihr Gewicht immer gleichmäßig auf beide Beine zu verteilen. Drehen Sie das Standbein nicht nach außen. Im nachfolgenden Übungsprogramm werden Sie lernen, daß die Knie immer leicht gebeugt werden, also nie durchgedrückt sind. Denken Sie daran, wenn Sie lange stehen müssen! Eine angenehme Stehposition, die für ein aufgerichtetes Becken sorgt, erhalten Sie, wenn Sie ein Bein auf eine etwas höhere Ebene abstellen können, z.B. auf ein Fußbänkchen.

● Achten Sie auf eine ausreichende Arbeitshöhe! Dies gilt für zu Hause ebenso wie für Ihren Arbeitsplatz. Beim Putzen, etwa beim Staubsaugen, Wischen oder Fegen sollten Sie auf eine ausreichende Länge des Arbeitsgerätes achten, um unnötiges Bücken zu vermeiden.

● Verteilen Sie Ihre Lasten! Zwei leichtere Taschen, beidseitig getragen, sind besser als eine Tasche einseitig. Handtaschen sollten über einen ausreichend langen Riemen verfügen, um sie diagonal tragen zu können. Versuchen Sie es mal mit einem Rucksack. Natürlich darf er nicht zu schwer sein.

● Sorgen Sie für eine rückengerechte Matratze und geeignete Sitzmöbel.

- Übungsprogramm 2: Die kleine Rückenschule

## Die Übungspraxis

### Richtig stehen, gehen, bücken, heben und sitzen

In diesem Programm geht es zunächst um ein wirbelsäulenfreundliches Alltagsverhalten und anschließend um den Schutz der Gelenke. Damit wir dem typischen Rundrücken, der für Osteoporose charakteristisch ist, vorbeugen, ist es geradezu ein Muß, sich richtig zu bewegen.

### Übung 1: Richtig stehen

#### Wir lassen uns hängen

Lassen Sie sich einen Augenblick Zeit, damit Sie Ihre schlaffe Körperhaltung bewußt wahrnehmen können. Achten Sie auf Ihre Empfindungen: Wie fühlen Sie sich, während Sie so stehen?

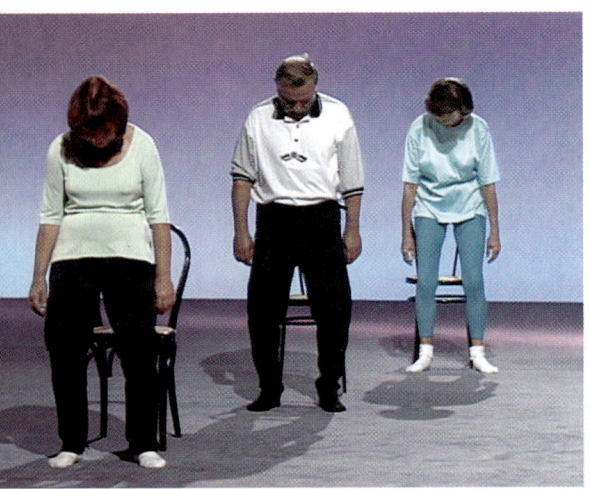

## Übungsprogramm 2: Die kleine Rückenschule

**Wir richten uns auf**
- Beine hüftbreit geöffnet aufstellen
- Knie sind leicht gebeugt
- Bein-, Gesäß- und Bauchmuskeln fest anspannen
- Spannung halten, ruhig dabei weiteratmen
- von unten nach oben die Wirbelsäule aufrichten; stellen Sie sich dabei vor, Ihre Wirbelsäule streckt sich langsam bis hoch zur Zimmerdecke
- drücken Sie Ihre Füße dabei leicht zum Boden; Ihre Stabilität nimmt dann zu
- richten Sie Ihren Brustkorb auf
- Schultern leicht zurückfallen lassen, die Bauch- und Gesäßmuskelspannung dabei halten!
- Langsam alle Muskeln entspannen; unbedingt im Brustkorb aufrecht bleiben!
- Lassen Sie sich einen Augenblick Zeit für Ihre Empfindungen.

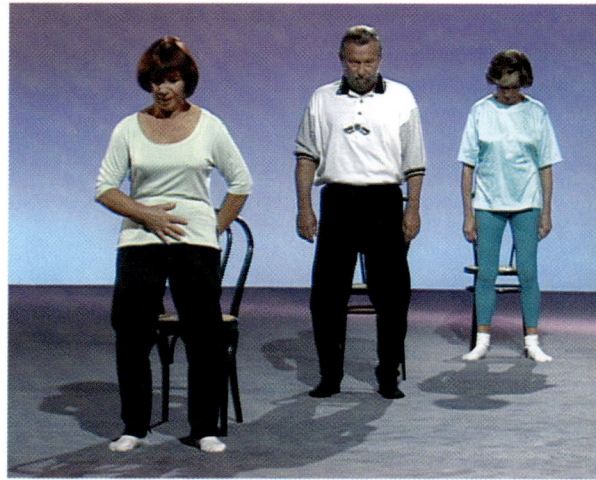

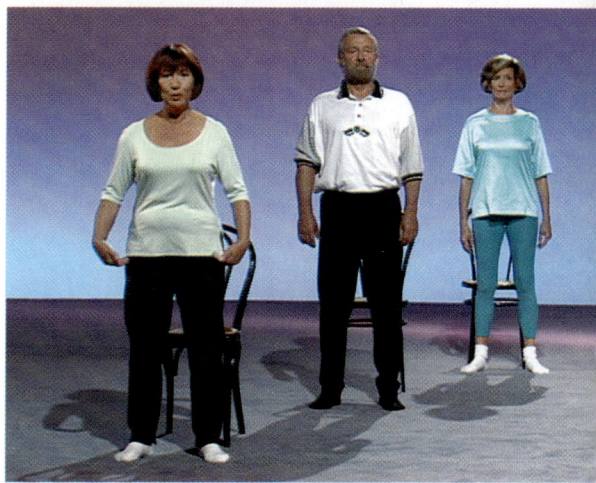

Am Anfang wird diese Haltung als ungewöhnlich empfunden. Probieren Sie deshalb mehrmals am Tag, sich auf diese Weise aufzurichten. Ihr Körper dankt es Ihnen.

- **Übungsprogramm 2: Die kleine Rückenschule**

### Übung 2: Richtig gehen

Versuchen Sie mit dieser neuen, noch recht ungewöhnlichen Haltung zu gehen. Erst durch die Wiederholung wird sie zur Gewohnheit.

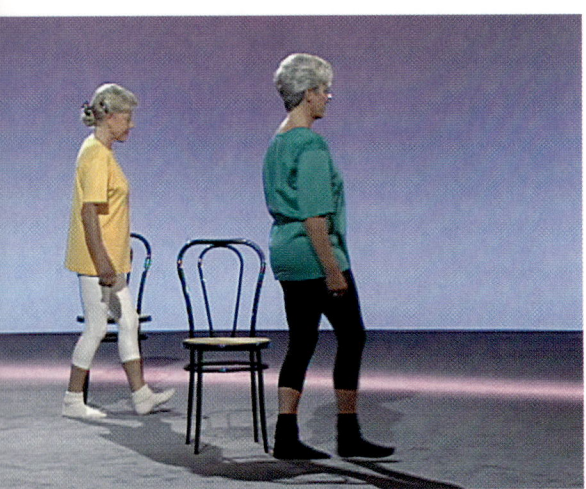

- mit langsamen, fließenden Bewegungen gehen
- im Brustkorb dabei aufgerichtet bleiben
- die Füße langsam von der Ferse zur Fußspitze abrollen
- die Zehen sind dabei ganz beweglich und greifen immer wieder nach vorne

▶ Lassen Sie sich Zeit für Empfindungen. Können wir uns dieses neue Gefühl einer lockeren, ausbalancierten Haltung schon bewahren? Vielleicht brauchen Sie dann noch ein wenig Übung. Doch wenn wir uns beharrlich immer wieder in diese Körperhaltung bringen, wird sie uns bald zur Gewohnheit.

• **Übungsprogramm 2: Die kleine Rückenschule**

### Übung 3: Richtig bücken

- die Beine grätschen
- einen Fuß einen Schritt nach vorn stellen
- die Knie in Richtung Fußspitzen beugen
- Po dabei weit nach hinten schieben, Wirbelsäule gerade halten!

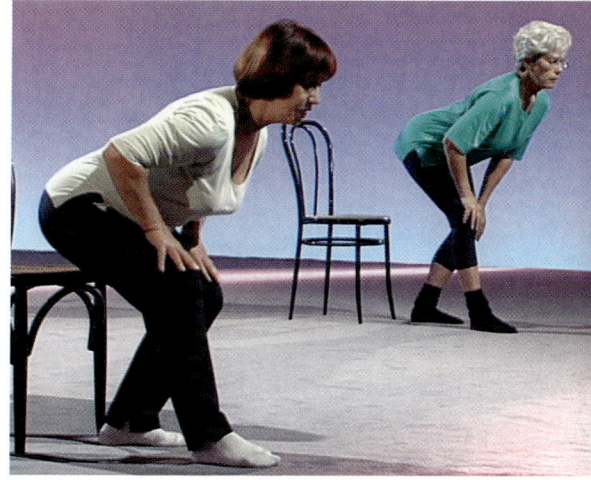

Wichtig: Zum Aufrichten den Po zuerst nach vorn schieben und sich dann gerade aufrichten!

▶ Wiederholen Sie das mehrmals am Tag, bis es zur Gewohnheit wird. Tip: Heben Sie beim Strümpfe- und Schuheanziehen die Füße zu den Händen hoch. Lehnen Sie sich dabei an, oder stellen Sie Ihre Füße auf eine Erhöhung (Hocker, Stuhl o.ä.).

## Übungsprogramm 2: Die kleine Rückenschule

### Übung 4: Richtig heben

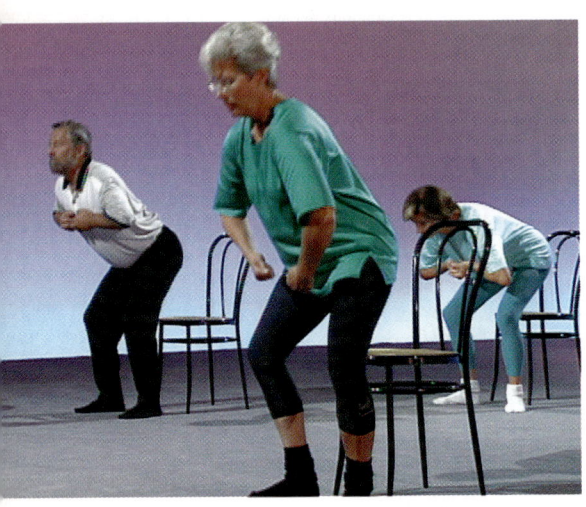

- die Beine breitbeinig aufstellen
- die Rumpf-, Bauch- und Gesäßmuskeln kräftig anspannen
- die Knie nach außen beugen
- den Po weit nach hinten schieben; Wirbelsäule gerade halten!

Wichtig: Bringen Sie den aufzuhebenden Gegenstand oder die Last möglichst nahe an den Körper. Schieben Sie zum Aufrichten den Po zuerst nach vorne, und richten Sie sich dann gerade auf.

▶ Tip: Verteilen Sie den Einkauf auf zwei Taschen, und tragen Sie ihn auch so. Benutzen Sie für schwere Lasten einen Einkaufswagen (Tasche auf Rädern). Scheuen Sie sich nicht, auch mal Ihre Mitmenschen zu bitten, Ihnen zu helfen.

### Auch das richtige Sitzen will gelernt sein

Wir sind eine sitzende Gesellschaft geworden. An den meisten Orten, oft sogar zu Hause, wird nicht immer das passende Sitzmöbel für uns vorhanden sein. Deshalb ist es für ein längeres beschwerdefreies Sitzen nötig, die richtige Haltung einzunehmen.

## Übungsprogramm 2: Die kleine Rückenschule

### Übung 5: Richtiges sitzen

- Schrittstellung vor dem Stuhl
- Hände auf die Oberschenkel legen
- Knie in Richtung Fußspitzen beugen
- Po weit nach hinten schieben; stellen Sie sich vor, Ihr Po müßte die Stuhllehne erreichen
- Wirbelsäule gerade halten
- setzen Sie sich langsam mit geradem Rücken hin
- den Brustkorb aufgerichtet halten; so bleiben wir stabil!

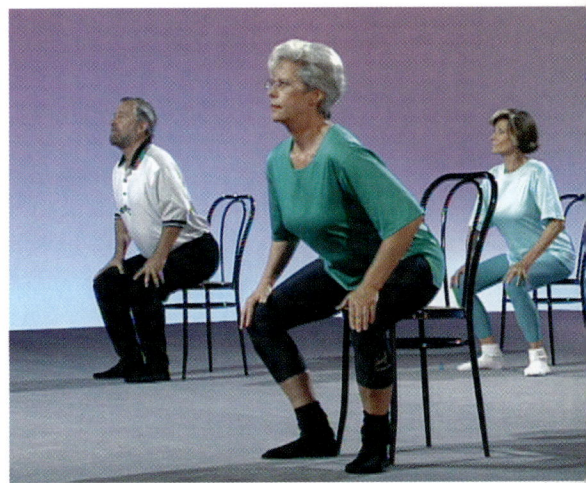

Wichtig: Für das richtige Aufstehen, beugen Sie Ihren Oberkörper gerade vor, stützen Sie die Hände auf die Oberschenkel, heben den Po leicht hoch, schieben ihn nach vorne und richten sich mit gerader Wirbelsäule auf.

▶ Tip: Verbinden Sie öfter mal am Tag, wenn Sie gerade sitzen, die erlernte Sitzhaltung mit rückenkräftigender Gymnastik. Das geht so:
- Nehmen Sie die Sitzhaltung wie oben beschrieben ein.
- Drücken Sie den unteren Rücken kräftig an die Lehne; 5 Sekunden halten. Keinen Hohlraum lassen!
- Formen Sie danach den Rücken zum Hohlkreuz; 5 Sekunden halten. Eine Faust darf zwischen Rücken und Lehne passen!
- Üben Sie im Wechsel; 10mal wiederholen.

Wichtig: Halten Sie vor jeder Wiederholung unbedingt eine Entspannungspause sein.

▶ Wenn Sie wirklich ausruhen wollen, brauchen Sie keine aufrechte Haltung einzunehmen. Lassen Sie sich dann wirklich gehen, um körperlich und seelisch zu entspannen.

● Übungsprogramm 2: Die kleine Rückenschule

**Einige Tips für das richtige und erholsame Liegen**
- Achten Sie auf Ihre Matratze, sie soll die natürliche Körperform unterstützen.
- Vermeiden Sie die Bauchlage.
- Versuchen Sie, in der Seitenlage zu schlafen, dabei das obenliegende Bein beugen und angewinkelt auf die Unterlage legen, das untere Bein ist ausgestreckt.
- Ein Kissen, auf dem Ihr Nacken waagerecht liegen kann, ist keine unnütze Geldausgabe, sondern eine Wohltat.

## Schutz für unsere Gelenke

Auch unsere Gelenke brauchen die richtige Bewegung, um nicht einzurosten. Wenn wir unsere Schultern, Ellenbogen, Knie und Sprunggelenke immer wieder gut durchbewegen, bleiben sie beweglich, und gleichzeitig sorgen wir für einen guten Gelenkschutz.

### Übung 6: Die Schultern bewegen

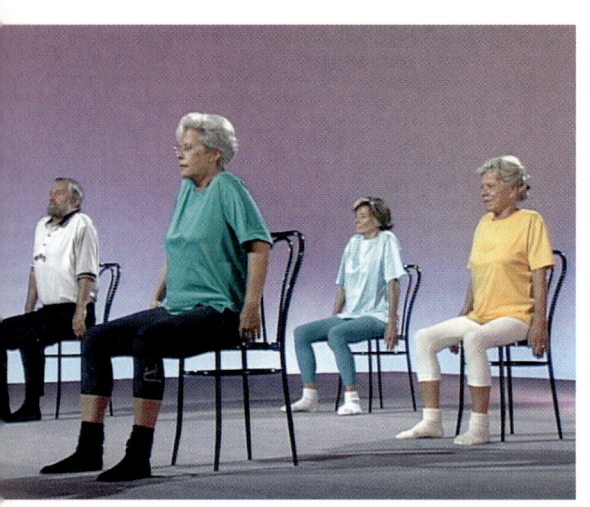

- stabile Sitzhaltung mit hüftbreit geöffneten Beinen
- Schultern langsam hochziehen, kurz halten
- Schultern senken, entspannen; ruhig atmen
- beides wiederholen
- Schultern langsam vorziehen, kurz halten
- Schultern zurückziehen, entspannen, ruhig atmen
- beides wiederholen
- Schultern kreisen
- Arme dabei mitgehen lassen

## Übungsprogramm 2: Die kleine Rückenschule

- langsam 3mal vor- und zurückkreisen, anschließend im Wechsel kreisen, d.h. rechte Schulter vor, linke zurück und wechseln; 3mal wiederholen, anschließend entspannen

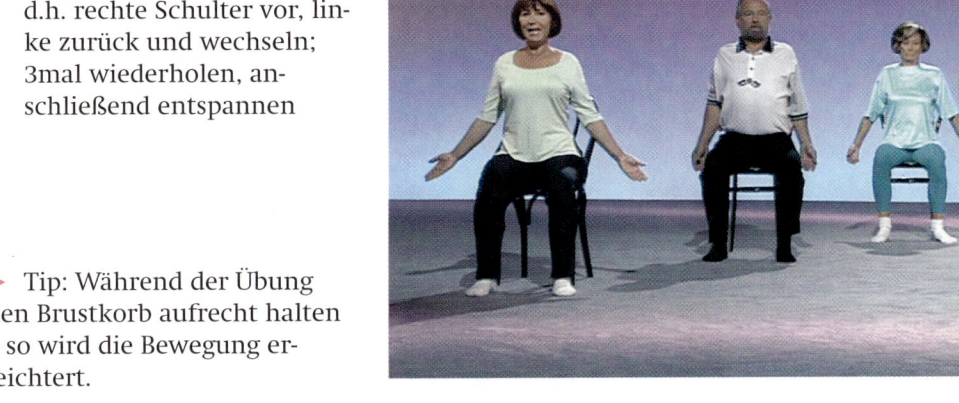

▶ Tip: Während der Übung den Brustkorb aufrecht halten – so wird die Bewegung erleichtert.

### Übung 7: Kreisen mit Händen und Ellenbogen

- stabile Sitzhaltung
- Oberarme in Schulterhöhe seitwärts anheben, Unterarme herunterhängen lassen
- nur mit den Händen kreisen; 10mal nach innen, 10mal nach außen
- mit den Ellenbogen einen Kreis beschreiben, die Arme gehen dabei mit, 10mal wiederholen
- anschließend die Arme entspannen

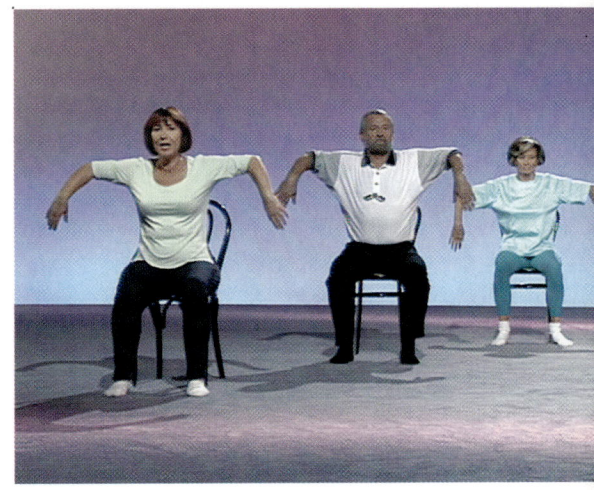

- Atmen: Bei diesen Übungen sollten Sie ruhig und gleichmäßig atmen.

▶ Lassen Sie nach diesen Übungen eine kleine Entspannungspause, um die Körperempfindungen bewußter wahrzunehmen (Schmerzen wollen beachtet werden).

## Für lockere Schultern und mehr Beweglichkeit in den Armen

### Übung 8: Die Kombinationsübung für Schultern und Arme

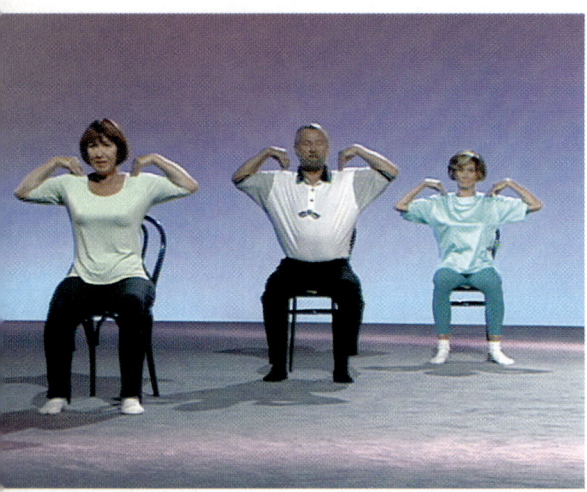

- Ausgangsposition: Arme in Schulterhöhe ausbreiten, Ellenbogen gebeugt halten, Handflächen zeigen nach unten
- Fingerspitzen auf die Schultern legen

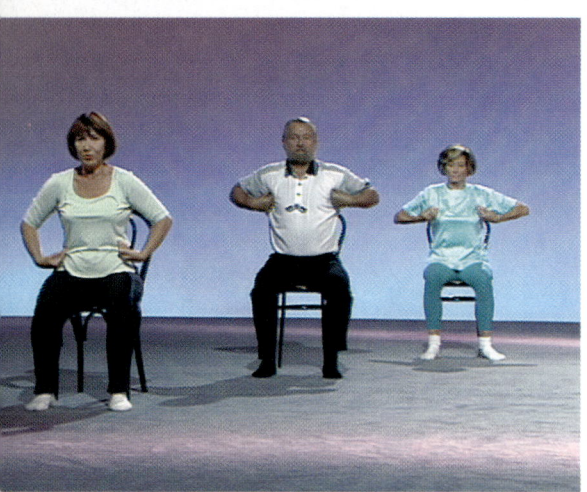

Übungsverlauf:
- Hände (Fingerspitzen zeigen zum Körper) am Brustkorb herabgleiten lassen bis zu den Hüften, Handflächen zeigen dabei nach oben

## Übungsprogramm 2: Die kleine Rückenschule

- Hände nun nach vorne drehen und in einem Aufwärtskreis wieder in die Ausgangshaltung bringen; stellen Sie sich vor, Ihre Hände seien kleine Schalen, aus denen nichts herausfallen darf
- Übung noch 3mal wiederholen; langsam üben, ruhig atmen

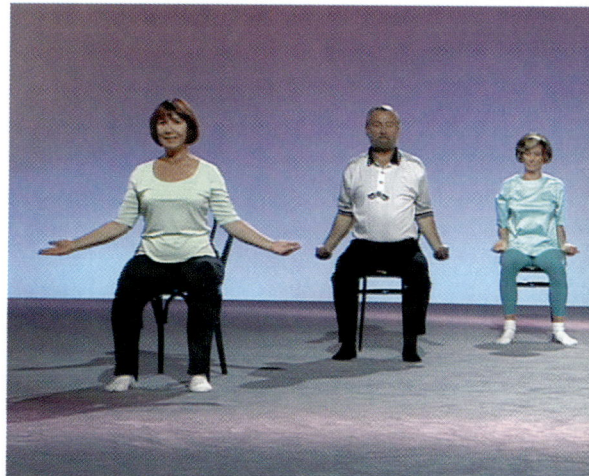

### Mit dem Halten der Position beschließen Sie diesen Übungszyklus

- die Arme sind vor der Brust angewinkelt
- die Handflächen zeigen nach außen
- diese Position nun ca. 10–15 Sekunden lang halten und dabei ruhig weiteratmen
- die Arme sinken lassen
- Entspannungspause

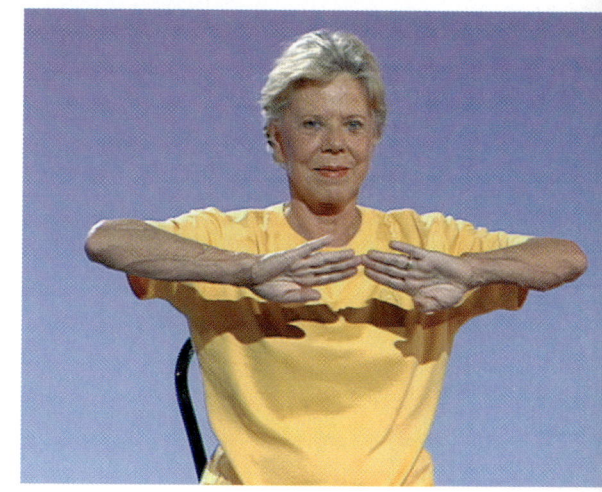

▶ Immer mal wieder zwischendurch ausgeführt, hält diese Kombinationsübung Ihre Schultern locker und macht die Gelenke geschmeidig. Achten Sie während der Positionsübung ganz besonders darauf, wie Sie atmen. Viele haben die Angewohnheit, bei Anspannung auch den Atem anzuhalten. Die Übung könnte Ihnen helfen, diese schlechte Atemgewohnheit bald abzulegen.

- **Übungsprogramm 2: Die kleine Rückenschule**

## Schutz und Beweglichkeit für unsere Knie- und Fußgelenke

### Übung 9: Füße kreisen

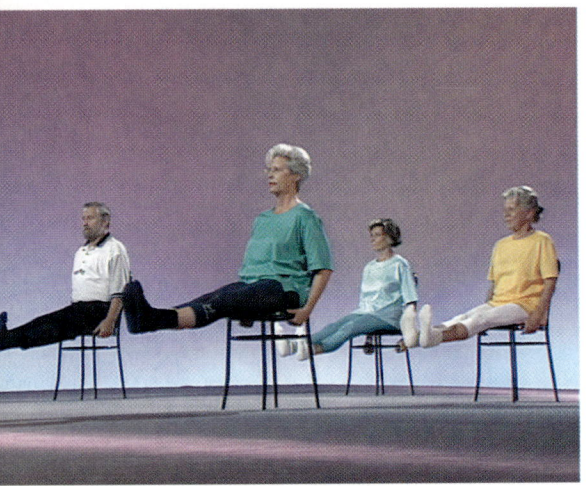

- stabile Sitzhaltung
- die Hände umfassen die Seitenkanten der Sitzfläche
- die Beine ausstrecken (nicht zu hoch)
- die Füße kreisen lassen, zunächst beide nach rechts, dann nach links (ca. 10mal), dann nach innen und 10mal nach außen
- die Füße wieder auf den Boden stellen und die Beine ausruhen lassen

▶ Wenn es Ihnen schwerfallen sollte, mit beiden Füßen zugleich zu arbeiten, versuchen Sie es zunächst mit einem Fuß. Wenn Sie Ihren Oberschenkel für diese Übung mit den Händen festhalten, erleichtern Sie sich das Fußkreisen.

• **Übungsprogramm 2: Die kleine Rückenschule**

### Übung 10: Knie kreisen

- Ausgangshaltung wie in der vorhergehenden Übung
- die Unterschenkel nach rechts kreisen – 10mal, dann nach links – 10mal
- danach gegeneinander kreisen – 10mal, und auseinander 10mal
- entspannen Sie Ihre Beine; stellen Sie sie bequem auf
- lassen Sie sich noch etwas Zeit zum Nachspüren; stellen Sie sich dann wieder auf die Entspannungszeit ein

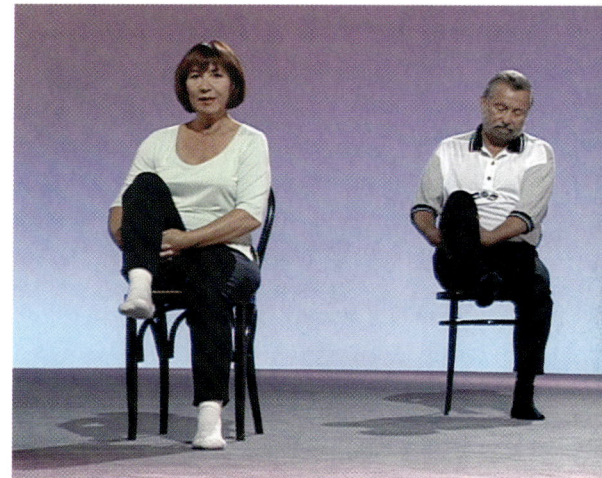

▶ Sie können wie bei der vorhergehenden Übung einseitig beginnen, dabei den Oberschenkel wieder mit den Händen festhalten.

### Zeit zum Entspannen

Zwischen unserem Körperbewußtsein, unseren Empfindungen, Gefühlen und unserer persönlichen Ausgeglichenheit besteht eine enge Bindung. Die nun folgende Entspannungsübung vermittelt uns mehr von unseren Körperempfindungen und gibt auch Auskunft darüber, welche Vorstellungen wir von unserem Körper haben.

### Entspannungsübung

- Setzen Sie sich bequem zurück.
- Lesen Sie sich langsam den Text durch.
- Lassen Sie nach 2–3 Sätzen immer eine Pause, in der Sie in Ihrem Körper das Befinden erkunden.
- Stellen Sie sich vor, einen Spaziergang in Ihrem Körper zu machen.
- Lenken Sie Ihre Aufmerksamkeit auf Ihr rechtes Bein und Ihren rechten Fuß.

### Übungsprogramm 2: Die kleine Rückenschule

- Wie ist Ihre Wahrnehmung?
- Welche Empfindung haben Sie? Fühlt sich das Bein warm oder kalt an? Ist es schwer oder leicht? Prickelt es, oder empfinden Sie Ihr Bein als leblos?
- Werden Sie sich Ihrer Empfindungen bewußt.

Fahren Sie nun mit der Übung fort, indem Sie nach und nach alle Teile Ihres Körpers aufsuchen und das Befinden abfragen. Am leichtesten ist es, die Körperteile beim Namen zu nennen, das hilft Ihnen bei der Konzentration.

Am Schluß der Übung fragen Sie nach Ihren Gedanken. Werden Sie sich bewußt, was Sie gerade denken. Sollten sich Ihre Gedanken mit gestern oder morgen beschäftigen, lenken Sie sie sanft wieder auf die Gegenwart zurück. Nur jetzt, in diesem Augenblick, können Sie empfinden und wahrnehmen. *Der Augenblick des Lebens ist immer jetzt.* Danach wenden Sie sich Ihrer Atmung zu. Wie atmen Sie? Langsam, schnell, flach oder ausgeglichen, eher ruhig und gleichmäßig? Unsere Atmung sagt sehr viel mehr über unsere Lebensqualität aus. Atmen wir zu schnell, zu oberflächlich, dann kann dies auf Streß hindeuten, der noch von uns bewältigt werden möchte, bevor wir durch zuviel Streß vielleicht ernsthaft erkranken können.

Sie sollten es sich zur Gewohnheit machen, Ihren Körper zu beobachten. Einige Bereiche Ihres Körpers werden Ihnen in ihrer gesunden Lebendigkeit spontan bewußt, andere bleiben stumm, ohne Empfindungen. Unser Körper spricht eine deutliche Sprache, wir müssen nur lernen, darauf zu hören.

# Übungsprogramm 3:
# Die Knochen kräftigen

1985 wurde an der Hebrew University und der Hadassah Medical Organization in Israel ein Versuchsprogramm speziell zur Knochenkräftigung durchgeführt. Dazu wählten sie 15 Frauen aus, die jüngste war 53 Jahre, die älteste 74. Alle waren Risikopatientinnen oder hatten bereits Osteoporose im Anfangsstadium. Bei diesem Programm (als Jerusalem-Studie bekannt) ging es um die Ermittlung eines Trainingsprogramms speziell für die Bedürfnisse von Frauen mittleren und älteren Jahrgangs. Auch wollte man erforschen, ob sich durch die Übungen bei regelmäßigem Training Knochenmasse wieder aufbauen läßt.

Das Programm der 15 Frauen bestand aus 3 Trainingseinheiten pro Woche von ca. 50 Minuten. Eine andere Gruppe von Frauen vergleichbaren Alters (ebenfalls als Osteoporosepatientinnen eingestuft) nahm nicht am Knochenkräftigungsprogramm teil. Sie wurden als Vergleich herangezogen.

Am Ende des Programms war in dieser Gruppe die Knochendichte um weitere zwei Prozent gesunken, während in der Übungsgruppe die Knochenmasse fast um vier Prozent zugenommen hatte. Auch ließen die Rückenschmerzen bei der Übungsgruppe beträchtlich nach. Ähnliche Studien in den USA, Kanada, Dänemark und Großbritannien weisen vergleichbare Resultate auf. Der Knochenstatus läßt sich also nachweislich durch gezielte Körperübungen verbessern. Aufgrund meiner langjährigen Praxis kann ich sagen, daß sich dieses Übungssystem besonders bei älteren Menschen bewährt hat und von ihnen nicht für besonders anstrengend oder schwierig befunden wurde.

### Regelmäßiges Training ist notwendig

Kontrolluntersuchungen haben ergeben, daß die Knochendichte jedoch wieder auf den Ausgangswert zurücksinkt, wenn die Übungen nicht weiter regelmäßig durchgeführt werden. Übrigens haben auch meine Kursteilnehmer, Männer wie Frauen, wieder über zunehmende Rückenschmerzen geklagt, wenn sie mehrere Tage ausgelassen hatten. Das alles

● **Übungsprogramm 3: Die Knochen kräftigen**

zeigt an, daß gerade dieses Übungsprogramm mit dem Schwerpunkt der Knochenkräftigung *kein* Kurzzeitprogramm ist. Soll das Ergebnis andauernd sein, muß man sich auf jahrelanges, regelmäßiges Training einstellen. Wie mir die Resonanz auf meine Fernsehserie »Telegym« zeigt, gibt es viele Übungsleiter im Bereich des Breitensports, die großes Interesse gerade an dieser Zusammensetzung des Trainings haben. Die Gesundheitsvorsorge jedes einzelnen würde einen großen Schritt in Richtung Selbstverantwortung gehen, wenn die Informationen und Übungsprogramme dieses Buches auf weiteren fruchtbaren Boden fallen würden.

**Es gilt jedoch einige Warnhinweise zu beachten**

Für Personen, die sich im fortgeschrittenen Stadium der Osteoporose befinden, kann eine zusätzliche Belastung die Knochen gefährden. Sie können brechen. Hier gilt es, ärztlichen Rat einzuholen.

Dieses vorliegende Übungsprogramm versteht sich in erster Linie als Vorbeugung.

• Die Übungspraxis

## Die Übungspraxis

In diesem Übungsprogramm sind wir bei den wichtigsten Übungen unseres Osteoporosetrainings angelangt. Es geht um die Knochen, die bei Osteoporose am stärksten bruchgefährdet sind: die Wirbelkörper, den Oberschenkelhalsknochen (Femur) und den Unterarmknochen (Radius). Er liegt auf der Daumenseite.

Damit dieses Programm auch wirklich effektiv ist, müssen wir wieder auf die Übungsvielfalt achten. Wir konzentrieren uns deshalb nicht nur auf einen Knochen, sondern trainieren gleichermaßen die Wirbelknochen, Oberschenkelhalsknochen und Unterarmknochen. Dazu kommt, daß wir der Osteoporose nur mit Übungen vorbeugen können, die die Knochen in einer nicht alltäglichen Form fordern. Diese ungewohnten mechanischen Impulse sind es, die den Aufbau neuer Knochenmasse fördern. In den verschiedenen Grundhaltungen des nun folgenden Trainingsprogramms finden sich nun genau die Übungen, die die speziellen Muskeln und damit Knochen in ungewohnter, neuer Form beanspruchen.

Achten Sie unbedingt während der Übungen darauf, welche Körperbereiche Ihnen Schwierigkeiten bereiten. Dieser bewegungseingeschränkten Seite Ihres Körpers sollten Sie dann Ihre verstärkte Aufmerksamkeit widmen und die angegebenen Übungen nach einer angemessenen Entspannungspause wiederholen.

### Wir kräftigen die Wirbelsäule

Zur Vorbereitung: Strecken Sie langsam die Arme über den Kopf nach oben, und dehnen Sie die Rumpfseiten gut mit. Senken Sie danach die Arme langsam ab.

## Übungsprogramm 3: Die Knochen kräftigen

### Übung 1: Oberkörperseitbewegung

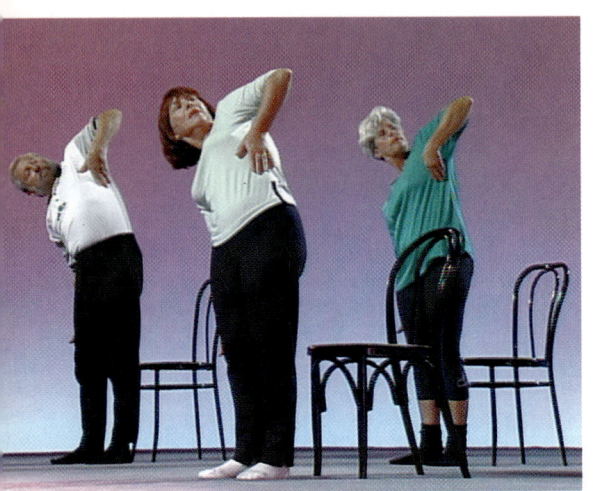

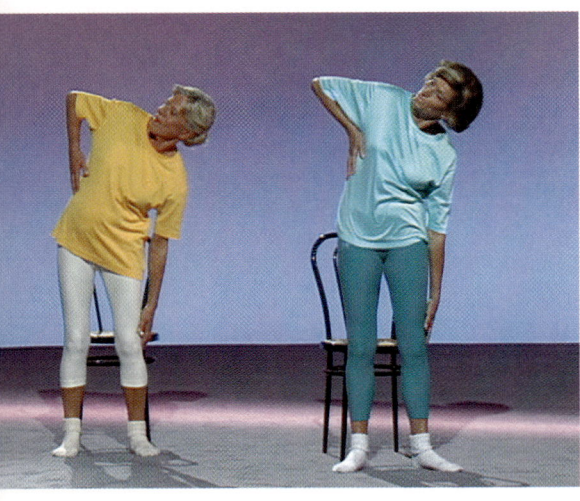

- aufrecht stehen mit schulterbreit gegrätschten Beinen, die Arme hängen locker herab
- Oberkörper langsam nach rechts beugen
- rechte Hand dabei abwärts zum Oberschenkel gleiten lassen.
- linke Hand zieht hoch in die Achsel, Ellenbogen hoch zur Decke dehnen
- die Haltung 10–15 Sekunden halten, dabei ruhig und ganz natürlich weiteratmen
- langsam wieder aufrichten und entspannen
- diese Übung zur anderen Seite wiederholen
- danach die Übung ohne Haltepause 3mal zu jeder Seite wiederholen

- Atmen: Ausatmen beim Seitbeugen, Einatmen beim Aufrichten

Wenn Sie die Übung wiederholen wollen, halten Sie unbedingt vorher eine Entspannungspause ein.

▶ Achten Sie auf Ihre Empfindungen. Die Körperseiten werden unterschiedlich wahrgenommen.

• Übungsprogramm 3: Die Knochen kräftigen

## Wir kräftigen die Oberschenkelhalsknochen

**Übung 2:**
- Ausgangshaltung: Stellen Sie sich hinter einen Stuhl, und umfassen Sie die obere Kante der Lehne. Die Beine sind schulterbreit gegrätscht, die Füße stehen parallel, die Knie sind leicht gebeugt
- Fersen abheben, nach innen drehen, absenken
- Fersen abheben, weit nach außen drehen, absenken
- Fersen abheben, zurückdrehen in die Ausgangsposition
- wiederholen Sie die Übung nun fließend etwa 10mal
- Entspannungspause

▶ Wichtig: den Oberkörper während der Übung aufrecht halten.

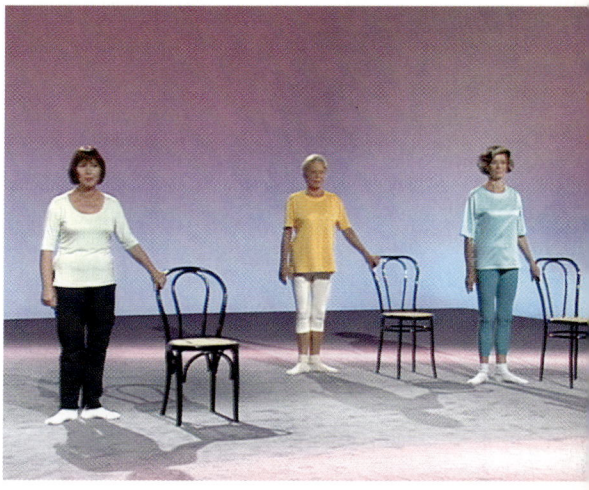

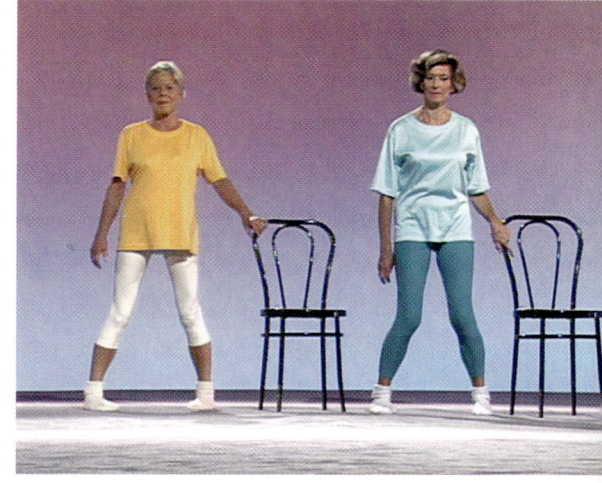

● **Übungsprogramm 3: Die Knochen kräftigen**

**Übung 3:**

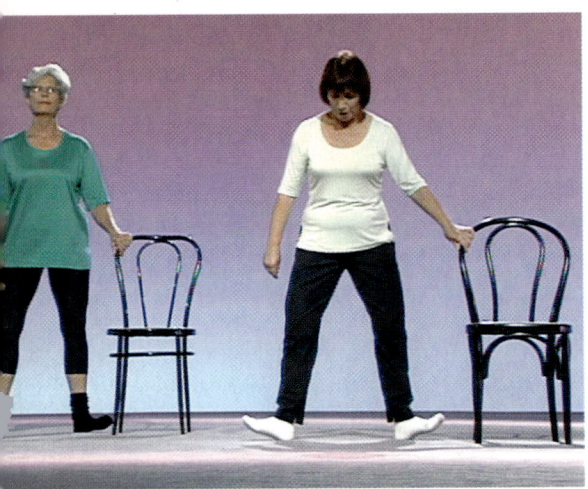

- Ausgangshaltung, wie bei Übung 2
- Fersen stehenlassen und den Vorderfuß anheben
- Zehen weit nach außen drehen, Fuß absenken
- Zehen abheben, nach innen drehen und absenken
- die Übung fließend wiederholen, mindestens 10mal
- entspannen Sie sich dann; Spüren Sie den Empfindungen nach, Sie sagen uns, wann es zuviel wird und wann es uns guttut!

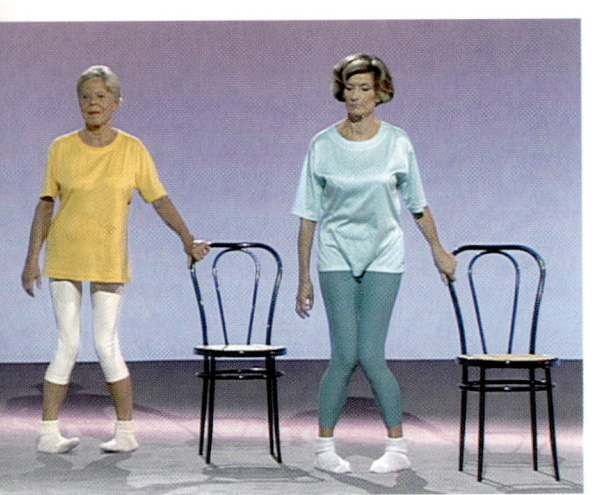

## Übungsprogramm 3: Die Knochen kräftigen

### Übung 4: Wirbelsäulendrehung zur Kräftigung der Wirbelkörper

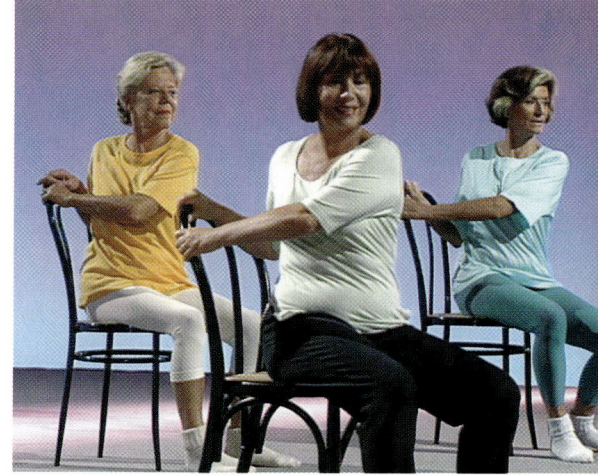

- Ausgangshaltung: aufrechter Sitz auf dem vorderen Teil der Sitzfläche
- Oberkörper gerade aufrecht halten und nach rechts drehen; Gesäß und Beine möglichst nicht mitdrehen
- versuchen Sie, die Stuhllehne mit beiden Händen zu umfassen; Schultern senken;
  Vorsicht: Eventuell nur mit einer Handfassung üben!
- Arme und Hände fest gegen die Lehne drücken
- dabei versuchen Sie nun, Ihren Oberkörper wieder nach vorne zu drehen
- halten Sie nun diese Position etwa 10–15 Sekunden
- atmen Sie leicht und ganz natürlich weiter
- langsam diese Position beenden; die Hände lösen, nach vorne zurück
- Entspannungspause; achten Sie wieder auf Empfindungen. Um Überlastungen zu vermeiden müssen wir auf unsere Schmerzgrenze achten lernen.
- Wiederholen Sie die Übung zur linken Seite.

Übungsvariante: In der Haltephase dieser Übung (Oberkörperdrehung nach vorne, während die Hände gegen die Lehne drücken) die Drehung wiederholen. Sie entspannen sich also während der Haltephase kurz und versuchen dann, den Oberkörper noch einmal nach vorne zu drehen, bevor Sie sich abschließend entspannen.

- Übungsprogramm 3: Die Knochen kräftigen

## Wir kräftigen die Unterarmknochen und können wieder fester zugreifen

### Übung 5: Hände drücken

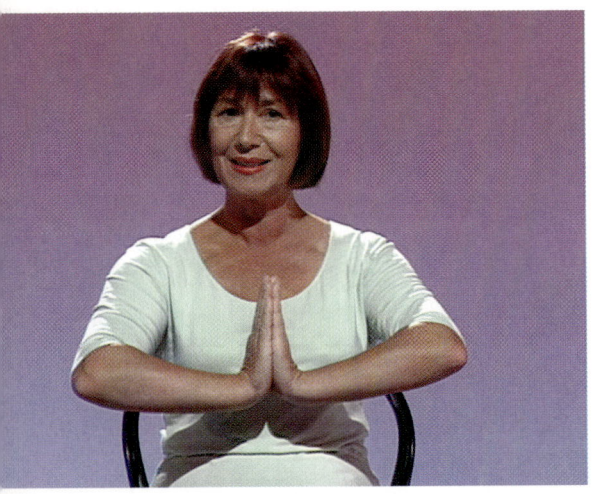

- Ausgangshaltung: aufrechter Sitz, der Rücken ist nicht angelehnt
- Handflächen vor der Brust fest gegeneinander drücken; Ellenbogen sind angehoben
- während der gesamten Übung bleiben die Hände zusammen
- Druck verstärken und langsam lösen; wiederholen Sie noch 3mal; atmen Sie ruhig weiter

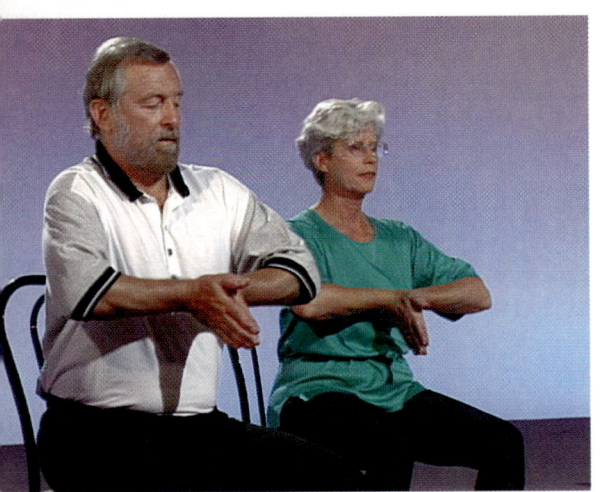

- gegeneinandergedrückte Hände nach vorne und abwärts richten; Druckspannung halten; danach entspannen

## Übungsprogramm 3: Die Knochen kräftigen

- gegeneinandergedrückte Hände nach innen (zur Brust) richten; Druckspannung halten; danach entspannen

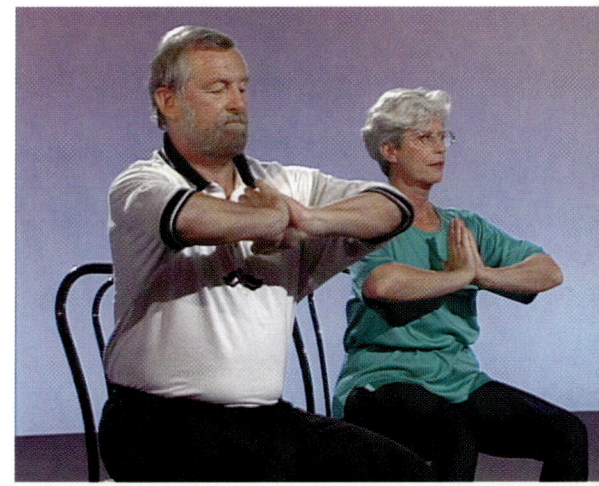

- aus dieser letzten Haltung heraus Hände nach links drücken; entspannen; dann Seitenwechsel
- zur vollständigen Entspannung die Arme locker hängen lassen

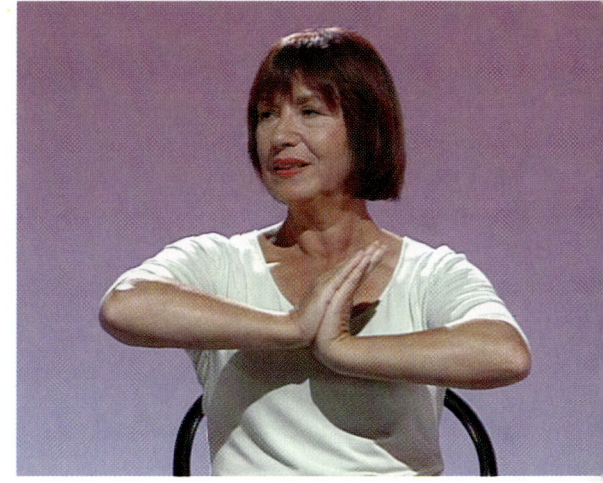

## Übungsprogramm 3: Die Knochen kräftigen

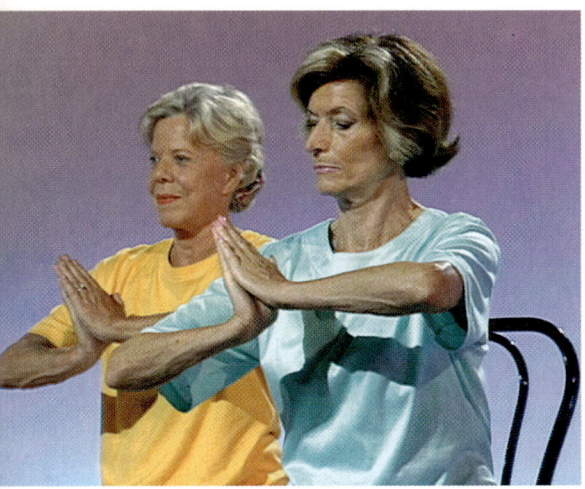

▶ Spüren Sie der Wärme nach, die sich nun in Ihren Armen und Gelenken ausbreiten kann.

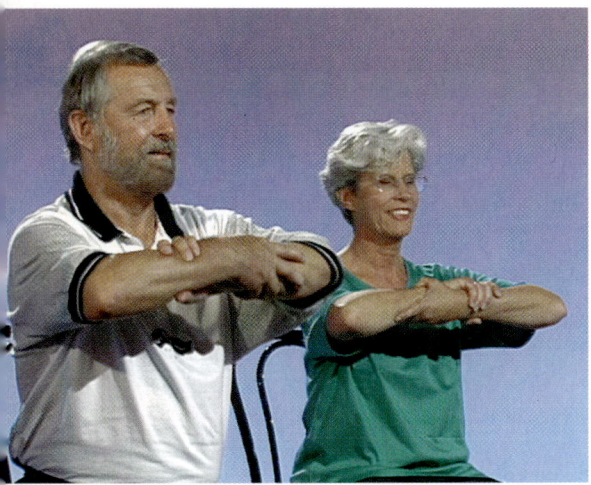

### Übung 6: Unterarmzug

- Ausgangshaltung wie Übung 5
- Handgelenke umgreifen
- drücken Sie Ihre Ellenbogen nach innen (gegeneinander); ziehen Sie sie auseinander – auch Ihre Handgelenke arbeiten dabei kräftig mit
- wiederholen Sie diesen Druck und Zug nun noch 3mal; dabei ruhig weiteratmen
- legen Sie danach eine Entspannungspause ein

## Übungsprogramm 3: Die Knochen kräftigen

### Übung 7:
### Handgelenke drehen

- Ausgangshaltung wie Übung 6; Arm und Handhaltung wie Übung 6
- Unterarme in entgegengesetzter Richtung drehen, die Spannung kurz halten
- Spannung lösen, die Hände umfassen weiterhin die Handgelenke
- in die andere Richtung drehen, Spannung halten und langsam lösen
- wiederholen Sie die Übung ca. 4–5mal
- abschließend nehmen Sie sich Zeit für die Entspannungsphase; lassen Sie Ihre Arme ganz locker hängen, und spüren Sie Ihren Empfindungen nach

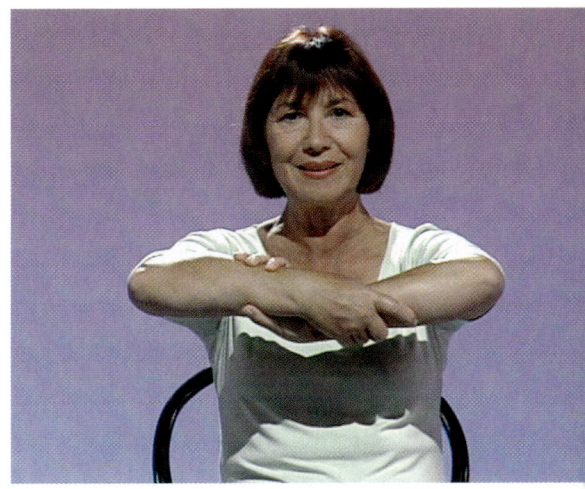

● Übungsprogramm 3: Die Knochen kräftigen

## Spannungen abgeben – entspannt sein

Wie am Ende eines jeden Übungsprogramms folgt auch hier wieder eine Übung zur Entspannung.

### Entspannungsübung

Lehnen Sie sich bequem zurück. Die Arme lassen Sie locker hängen. Lassen Sie Ihren Körper erst einmal zur Ruhe kommen. Dazu brauchen Sie gar nichts zu tun. In Ihrem Körper kann sich ganz automatisch das Gefühl der Ruhe einstellen, wenn Sie daran denken.

Spüren Sie nun Ihren Körperempfindungen nach. Wie fühlen sich Ihre Arme und Hände an? Entspannter, lockerer, mit einem warmen, lebendigen Gefühl? Spüren Sie auch in Ihren Beinen und Füßen nach. Stellen Sie sich nun vor, daß noch vorhandene Spannungen durch die Beine und Füße abfließen können. Mit jeder erleichternden Ausatmung dürfen Spannungen, Schmerzen, Unruhe und Kribbeln abfließen. Lassen Sie sich Zeit für diese Vorstellung. Auch durch Ihre Arme, durch Hände und Finger fließt alles Schwere, Belastende ab. Mit jedem Ausatmen wird Ihr Körper lockerer und leichter. Geben Sie sich ganz in dieses Gefühl hinein, leicht, durchlässig, ganz locker zu sein.

Wahrscheinlich hat sich nun auch das Gefühl eingestellt, besser und freier atmen zu können. Ihre Entspannung hat die Atmung ganz automatisch vertieft, und damit empfangen Sie auch mehr Lebenskraft – »aufbauende Lebenskraft für Ihre Knochen«. Verweilen Sie bei dem letzten Satz noch einige Zeit. Lassen Sie ihn auf sich wirken.

## Tips zur Knochenkräftigung im Alltag

In unserem häuslichen Alltag, aber auch am Arbeitsplatz gibt es viele Möglichkeiten, unsere Knochen zu kräftigen. Probieren Sie die folgenden Übungen doch mal aus; sie sind ganz einfach und überall nachzuturnen, denn eine Wand, einen Tisch oder einen Türrahmen finden Sie überall.

Den Unterarmknochen können wir z.B. auf diese Weise stärken:

### Übung 1: Arme kräftigen an der Wand

a)
- Stellen Sie sich, mit einer Armlänge Abstand entfernt, vor eine Wand.
- Legen Sie die Handflächen in Schulterhöhe an die Wand (Fingerspitzen zeigen nach oben).
- Neigen Sie den ganzen Körper (auch die Beine) schräg zur Wand.
- Die Ellenbogen sind seitlich gebeugt.
- Drücken Sie sich nun immer wieder von der Wand ab.
- Wiederholen Sie rhythmisch 10mal.

b)
- Sie bleiben in dieser Haltung, nur verlagern Sie die Position Ihrer Handflächen und Ellenbogen.
- Die Hände setzen Sie nun in Kopfhöhe an die Wand.
- Die Fingerspitzen zeigen nach innen, die Ellenbogen zeigen seitlich angehoben nach außen.
- Neigen Sie den Oberkörper wieder schräg zur Wand.
- Drücken Sie sich dann wieder von der Wand ab.
- Wiederholen Sie die Übung 10mal.

### Übung 2: Arme kräftigen am Tisch

- Umgreifen Sie die Tischkante mit Ihren Händen, die Ellenbogen sind seitlich angehoben.
- Lassen Sie sich mit Ihrem Oberkörper in Richtung Tisch sinken.
- Drücken Sie sich vom Tisch wieder hoch.
- Wiederholen Sie diese Bewegung rhythmisch 10mal.

## Übungsprogramm 3: Die Knochen kräftigen

### Übung 3: Beugen der Wirbelsäule und der Oberschenkel

- Stellen Sie sich mit der rechten Körperseite an die rechte Seite eines Türrahmens.
- Strecken Sie Ihren rechten Arm nach oben aus und legen die Hand an den Rahmen.
- Strecken Sie Ihren linken Arm aus und legen die Handfläche an den gegenüberliegenden Türrahmen.
- Beugen Sie nun Ihren Oberkörper weit nach links und setzen jetzt auch Ihre rechte Hand (Finger zeigen nach oben) möglichst weit oben, auch auf den linken Türrahmen. Drücken Sie dabei Ihre rechte Hüfte an den Rahmen.
- Halten Sie die Position für einige Sekunden! Ruhig und ganz natürlich dabei weiteratmen!
- Danach den rechten Arm zurückführen – an den rechten Türrahmen.
- Wiederholen Sie den Armwechsel noch ca. 10mal! Bevor Sie diese Übung zur anderen Seite wiederholen, halten Sie unbedingt eine Entspannungspause ein!

### Übung 4: Kräftigung der Oberschenkelknochen

- Stellen Sie sich breitbeinig in den Türrahmen (Füße berühren den Rahmen).
- Stützen Sie sich in Schulterhöhe beidseitig am Rahmen ab.
- Senken Sie Ihr Gesäß, bis Ihre Knie seitlich den Rahmen berühren können.
- Spannen Sie Ihre Pomuskeln und Bauchmuskeln dabei an.
- Strecken Sie Ihre Beine und heben das Gesäß an.
- Wiederholen Sie im rhythmischen Wechsel das Heben und Senken Ihres Gesäßes noch 10mal.
- Danach entspannen Sie Ihre Beine.

### Übung 5: Der Twist

- Bleiben Sie breitbeinig im Tührrahmen stehen.
- Berühren Sie in lockerem Wechsel ca. 10–15mal mit der rechten und linken Poseite den Türrahmen.

● **Tips zur Knochenkräftigung im Alltag**

Anschließend setzen oder legen Sie sich ganz bequem hin und lassen sich Zeit für die Entspannung.

▶ Ein Tip von mir. »Gönnen Sie sich von 60 Minuten 2 Minuten für die Träger des Lebens: Eine Minute für den Körper (Übung), eine Minute für Geist und Seele (Entspannung).«

# Übungsprogramm 4: Beweglich sein, beweglich bleiben

Beweglichkeit wirkt sich in vielen Lebensbereichen positiv aus. Das Gefühl, etwas für seinen Körper zu tun, verbessert meist auch unsere Stimmung, und eine optimistische Grundstimmung vermag das Entstehen und das Fortschreiten von Krankheiten herauszuzögern. Das alles wird uns in der Gesundheitsbildung nahegebracht und klingt so logisch. Häufig ist aber erst eine persönliche Betroffenheit (Krankheit, Schmerzen, Verlust, Einschränkung) der Auslöser, wirklich etwas für sich zu tun. Für präventive Gesundheitsprogramme reicht es deshalb oft nicht aus, auf die positiven Wirkungen einer gesünderen Lebensweise hinzuweisen.

### Zusammenhänge erkennen schafft Klarheit

Im vorliegenden Buch ist deshalb das Krankheitsbild der Osteoporose, ihre Entstehungsmechanismen sowie das Beschwerdebild so umfassend dargestellt, daß hoffentlich auch bei Ihnen die Überzeugung geweckt wird, täglich etwas tun zu müssen. Das Wissen über diese Zusammenhänge sowie die Möglichkeiten, dem beginnenden oder bereits laufenden Krankheitsprozeß aktiv mit erfolgreichen Strategien zu begegnen, ist ein wichtiger Schritt für eine Motivation zur weiteren Verhaltensänderung.

### Beweglich sein, beweglich bleiben

Auch wenn Beschwerden und die sie verursachenden Veränderungen an der Wirbelsäule auf bestimmte Bereiche beschränkt sind, so sind die Übungen immer so ausgewählt, daß der gesamte Bewegungsapparat in das Training mit einbezogen wird. Jeder einzelne Bereich des Körpers ist als Glied in einer koordinierten, d.h. aufeinander abgestimmten Bewegungskette aufzufassen und funktioniert deshalb nicht selbständig. Wie wir ja schon erfahren haben, hängt von der richtigen Haltung – auch bei Arbeitsverrichtungen – in hohem Maße die Belastung der Wirbelsäule und anderer Körperbereiche ab. Ein bereits vorgeschädigter Bereich wird

## Übungsprogramm 4: Beweglich sein, beweglich bleiben

bei entsprechender Belastung ermüden und schmerzhaft reagieren. Insofern sind Schmerzen ein Zeichen für die zumutbare Belastbarkeit.

Die Entlastung und Erholung für die Bandscheiben, Wirbelgelenke, Bänder und Muskeln findet in der horizontalen Ruhelage statt. Dabei führt die Aufnahme von Flüssigkeit und Nährstoffen in die Bandscheiben und Wirbelgelenkknorpel zur Veränderung der Körpergröße. Bei sechs- bis achtstündiger Ruhelage kann der Mensch bis zu zwei Zentimeter größer werden. Sie können sich deshalb vorstellen, daß erst ein ausgewogener Wechsel zwischen Belastung und Entlasung eine wesentliche Voraussetzung für die Gesunderhaltung der Wirbelsäule ist. Die Übungen zielen deshalb nicht nur auf diesen notwendigen Wechsel ab, sondern erhöhen gleichzeitig die eigene Ermüdungsgrenze und Leistungsfähigkeit.

### Wir steigern die Wahrnehmungsfähigkeit für unsere Bewegungen

In unseren Muskeln und Gelenken gibt es spezielle Rezeptoren, die dem Gehirn ständig die Gleichgewichtslage des Körpers und die Spannungszustände der Muskulatur mitteilen. Die Fähigkeit, Bewegungen wahrzunehmen, wird durch das folgende Übungsprogramm besonders intensiviert. Dadurch wird ermöglicht, daß wir bis ins hohe Alter auf Unerwartetes oder belastende Situationen angemessen, d.h. unter Einhaltung des körpereigenen Gleichgewichts, reagieren können.

Die nun folgende dynamische Übungsfolge fördert insbesondere unsere Beweglichkeit, schult das Gleichgewicht und verbessert die Koordinationsfähigkeit. Letztere wirkt sich in vielfacher Hinsicht positiv auf die körperliche und sportliche Leistungsfähigkeit aus. Z.B. wird die Qualität einer Bewegung entscheidend von dieser Fähigkeit bestimmt. Wichtige Funktionsbereiche der Koordinierungsfähigkeit sind u.a. das Gleichgewicht, das Reaktionsvermögen, das Mehrfachhandeln, die Orientierungsfähigkeit, das Timing und die Rhythmisierungsfähigkeit. Weitere Effekte sind die Optimierung des Bewegungsflusses, die Steigerung der sensomotorischen Lernfähigkeit und die Sturz-, Unfall- und Verletzungsprophylaxe.

### Was genau ist Koordination?

Von Koordination spricht man, wenn das Zentralnervensystem als Steuerungsorgan und die Skelettmuskulatur als Ausführungsorgan innerhalb eines gezielten Bewegungsablaufes zusammenwirken. Trainieren wir also koordinative Fähigkeiten, wird die Ebene der Wahrnehmung, der Entscheidung und der Ausführung mit einbezogen.

● Übungsprogramm 4: Beweglich sein, beweglich bleiben

## Die Übungspraxis

Stellen Sie sich auf eine Übungsfolge ohne Wiederholungen ein, d.h. die Endposition einer Übung ist die Ausgangsposition der nächsten Übung. Nehmen Sie folgende Ausgangsstellung ein.
- aufrecht stehen
- leicht gebeugte Knie
- aufgerichtetes Becken (einfache Formel: Kreuzbein vorschieben, Schambein hochziehen)
- aufgerichteter Brustkorb
- nach hinten und unten fallende Schultern
- Muskulatur langsam entspannen bei aufgerichtetem Brustkorb

● Atmen: Atmen Sie bei den nun folgenden Übungen der Bewegung angepaßt, also ruhig und ganz natürlich.

### Übung 1: Rumpf und Arme dehnen

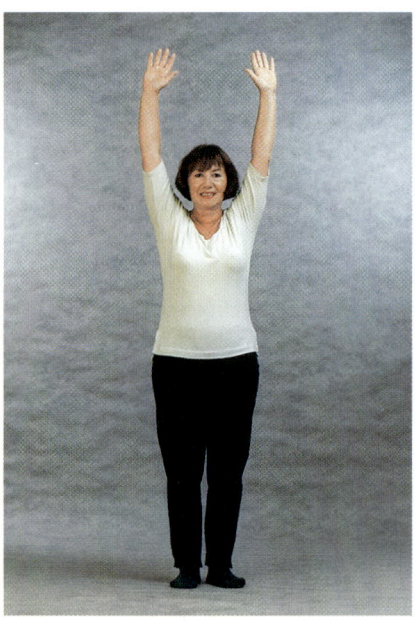

- beide Arme nach oben strecken
- Rumpfseiten und Arme nach oben dehnen

## Übungsprogramm 4: Beweglich sein, beweglich bleiben

### Übung 2: Brustweitung

- Hände hinter dem Kopf verschränken
- Ellenbogen nach außen drücken

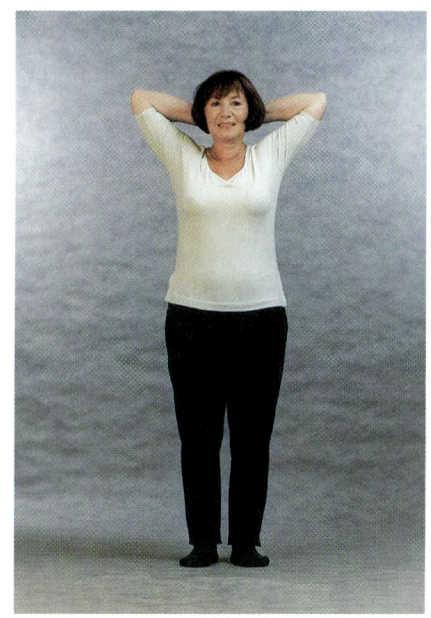

### Übung 3: Oberkörper seitbeugen

- Oberkörper langsam nach rechts beugen, dabei den Ellenbogen weit nach oben zur Decke ziehen
- Oberkörper langsam aufrichten
- Oberkörper nach links beugen
- Oberkörper langsam aufrichten
- kurze Entspannung

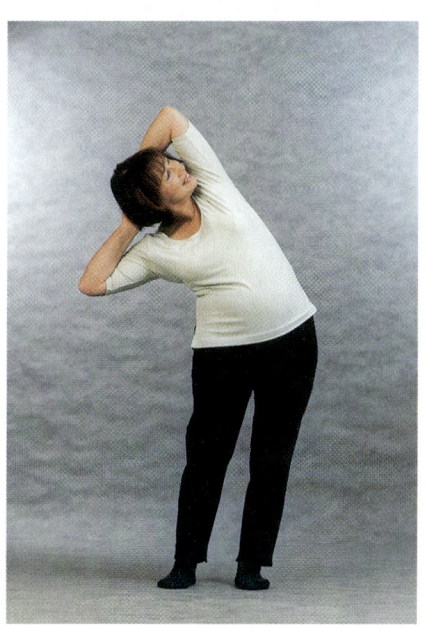

● Übungsprogramm 4: Beweglich sein, beweglich bleiben

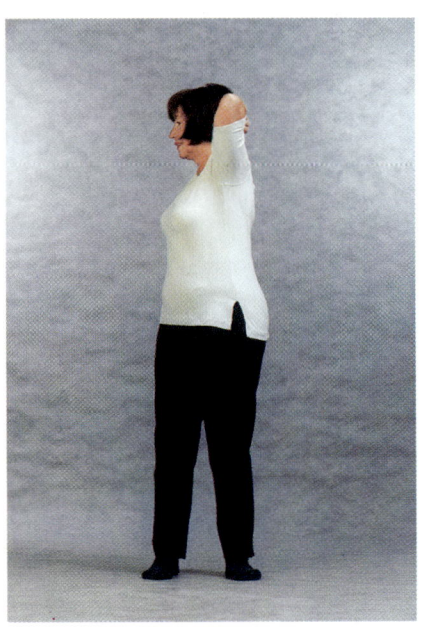

### Übung 4: Oberkörperdrehung

- Oberkörper langsam nach rechts drehen
- die Stellung halten
- zurück in die Ausgangshaltung
- Oberkörper langsam nach links drehen; halten
- zurück in die Ausgangshaltung
- kurze Entspannung

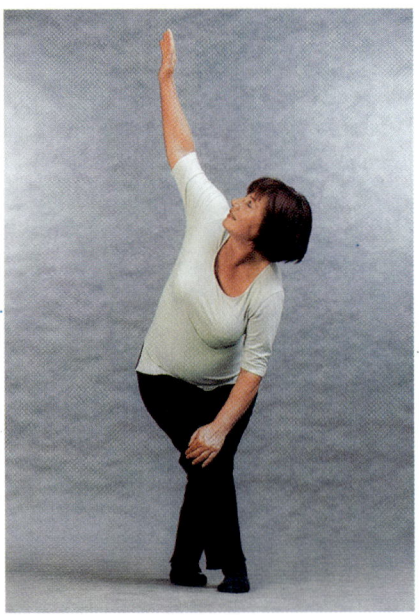

### Übung 5: Überkreuzhaltung

- Arme nach oben strecken
- rechten Fuß über den linken kreuzen
- Knie beugen, dabei den Po weit nach hinten schieben
- rechten Arm auf dem rechten Knie abstützen
- linken Arm nach oben ausstrecken und ihm nachblicken
- linken Arm senken, auf das rechte Knie stützen
- rechten Arm anheben und ihm nachblicken
- Arm senken und Oberkörper aufrichten
- kurze Entspannung
- Wiederholung der gesamten Übung mit dem anderen Bein

- Übungsprogramm 4: Beweglich sein, beweglich bleiben

### Übung 6: Kniestellung

- Arme nach oben strecken
- rechten Fuß einen Schritt vorstellen
- linkes Knie zum Boden senken

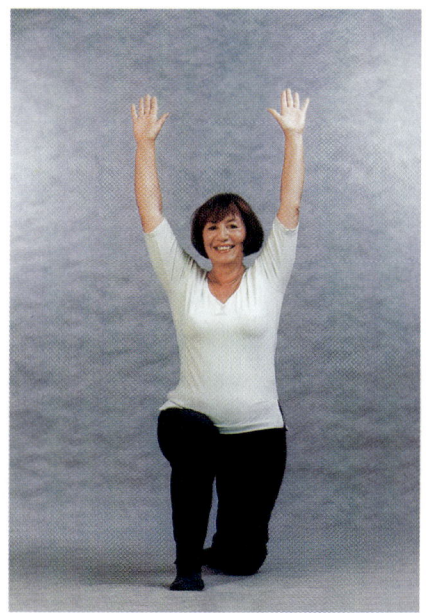

- Oberkörper weit über das rechte Bein beugen

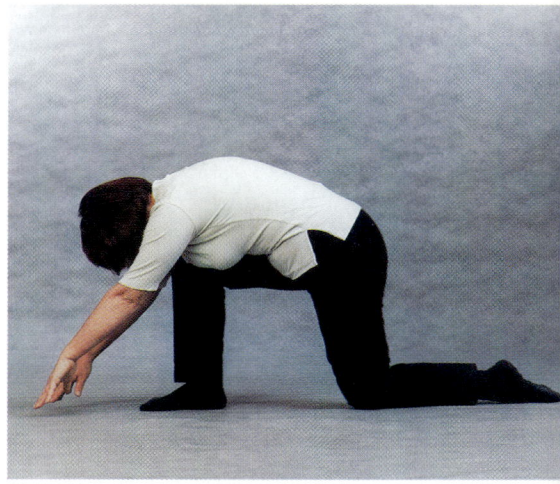

● Übungsprogramm 4: Beweglich sein, beweglich bleiben

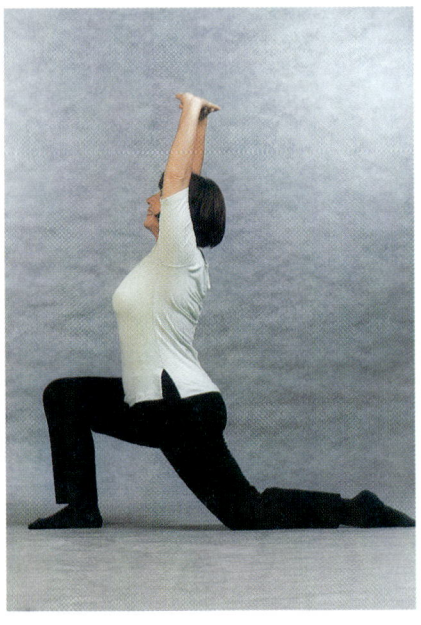

- Oberkörper anheben, dabei Arme hochstrecken, Hände falten
- Becken leicht vorschieben, Brustkorb weiten, dabei Ellenbogen leicht nach hinten drücken

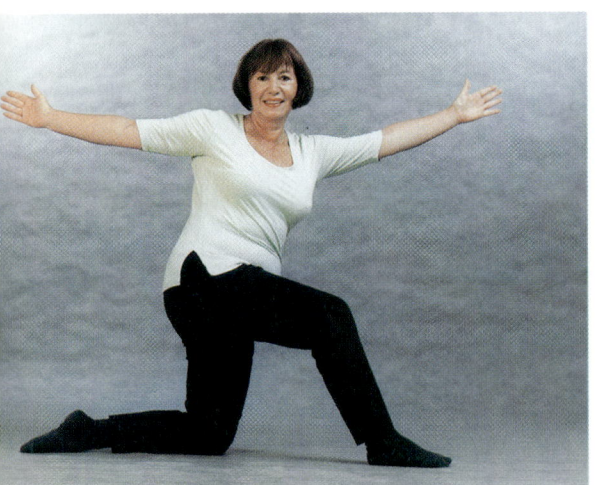

- Arme in Schulterhöhe ausbreiten
- langsame Oberkörperdrehung nach rechts – zurück nach vorne – nach links – und zurück

## Übungsprogramm 4: Beweglich sein, beweglich bleiben

- Arme senken, beide Beine knien nebeneinander
- wiederholen Sie die Übung; beginnen Sie mit dem rechten Bein

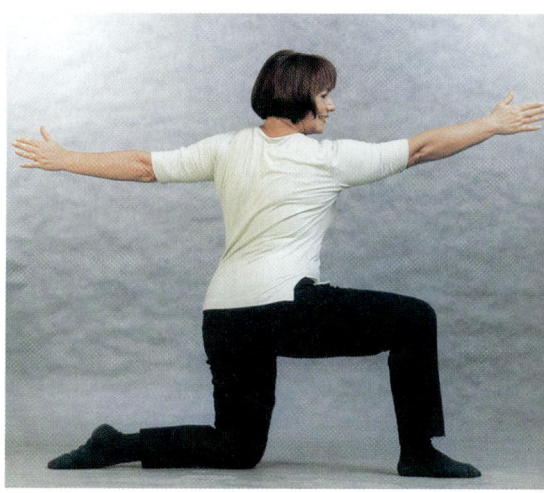

▶ Achten Sie unbedingt auf Ihre Grenzen, und üben Sie bewußt! Wenn Sie das Gefühl haben, es ist genug, hören Sie auf, und entspannen Sie sich.

### Übung 7: Gesäßverschiebung

- Ausgangshaltung: Kniestand, die Arme sind verschränkt
- Gesäß nach rechts absenken und wieder zum Kniestand anheben
- Gesäß nach links absenken und wieder zum Kniestand anheben
- Wiederholung dieser Übung

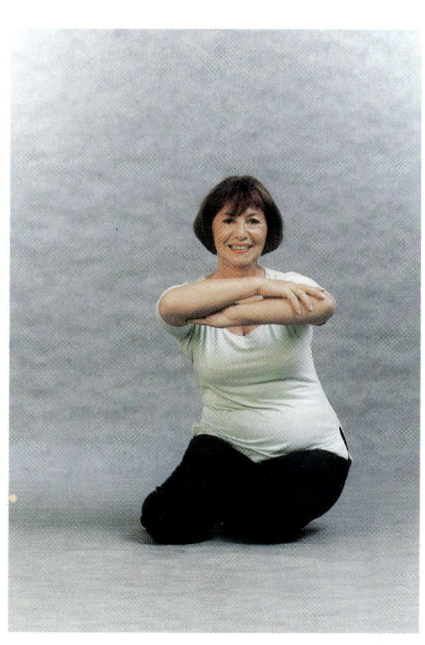

- Übungsprogramm 4: Beweglich sein, beweglich bleiben

### Übung 8: Rückendehnung

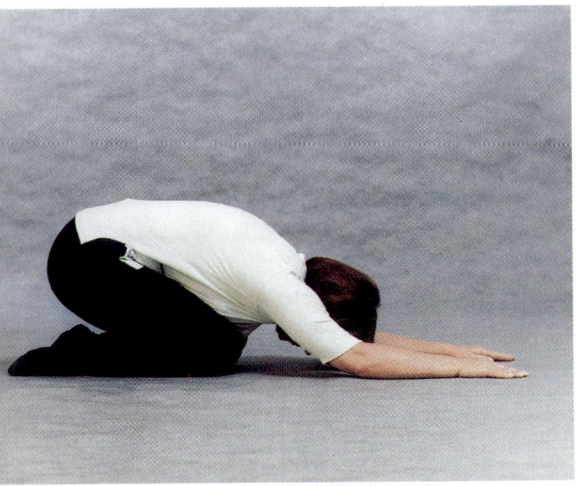

- Ausgangshaltung ist der Kniestand
- Oberkörper mit erhobenen Armen weit vorbeugen
- Arme lang auf dem Boden ruhen lassen
- Bauch einziehen und den unteren Rücken nach außen runden

▶ Atmen Sie beim Halten der Position stets ruhig und ganz natürlich. Das Aufkommen von Streß wird durch ruhiges Atmen verringert. Jede Anstrengung löst im Körper Streß aus.

### Übung 9: Oberkörperstreckung

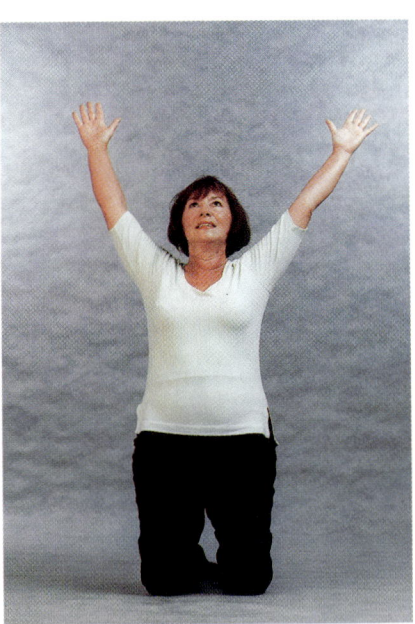

- den vorgebeugten Oberkörper aufrichten
- Arme schräg nach oben ausbreiten
- Brustkorb gut weiten
- Arme nur bis in Schulterhöhe absenken

## Übungsprogramm 4: Beweglich sein, beweglich bleiben

### Übung 10:

- Arme ausbreiten
- Oberkörper nach rechts beugen und langsam wieder aufrichten
- Oberkörper nach links beugen und langsam wieder aufrichten; wenn möglich, versuchen Sie den Boden mit den Fingerspitzen zu berühren

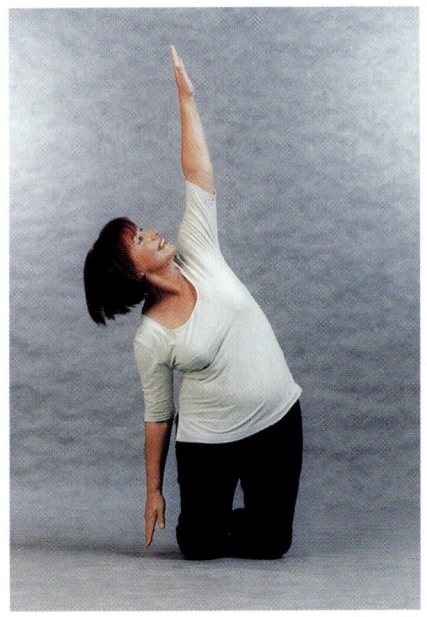

### Übung 11:

- Ausgangshaltung ist der Kniestand
- Arme in Schulterhöhe nach vorne ausstrecken, Daumen verhaken
- Oberkörper langsam nach rechts drehen – und zurück
- Oberkörper langsam nach links drehen – und zurück

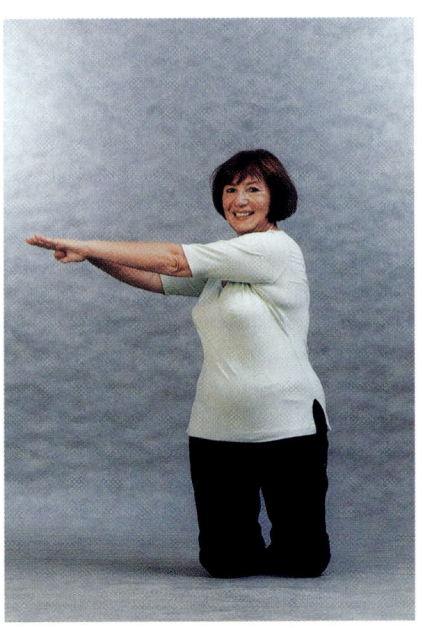

## Übungsprogramm 4: Beweglich sein, beweglich bleiben

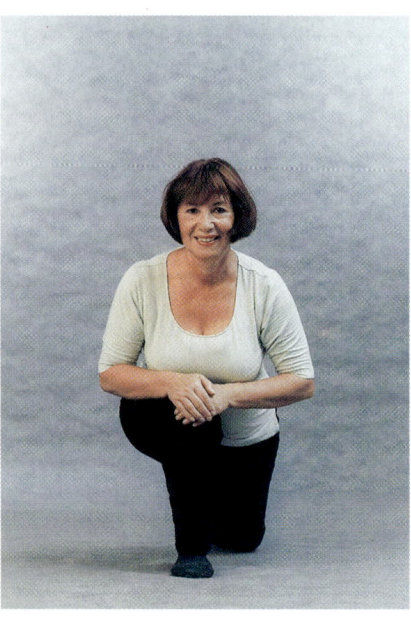

**Richtig aufstehen aus dem Kniestand**

- Ausgangshaltung ist der Kniestand
- ein Bein aufstellen
- Hände darauf abstützen
- Oberkörper weit vorneigen
- das hintere Bein nachziehen und aufstehen

▶ Setzen Sie sich anschließend zur Entspannung wieder bequem hin. Später, wenn Sie die Anleitungen nicht mehr brauchen, können Sie sich auch hinlegen.

## Entspannung – das innere Lächeln

### Entspannungsübung

Setzen Sie sich wieder ganz bequem auf Ihren Stuhl. Lassen Sie Ihre Arme locker hängen, und Ihre Hände lassen Sie in Ihrem Schoß ruhen. Entspannen Sie Ihre Schultern. Lassen Sie Ihr Gesicht weich werden, entspannen Sie Ihre Stirn zwischen den Augenbrauen, und schenken Sie sich selbst ein Lächeln. Versuchen Sie nun wahrzunehmen, wie es Ihrem Körper geht.
- Wie fühlen sich Ihre Muskeln an? Sind sie lockerer und entspannter als zuvor?
- Fühlen Sie sich angenehm warm und gut durchblutet? Wenn Sie ein feines Prickeln in den Fingerspitzen oder in den Fußspitzen wahrnehmen können, haben Sie eine gute Hautdurchblutung. Diese läßt sich nur wahrnehmen, wenn Sie wirklich entspannt sind.

- **Tips für den Alltag**

- Wie atmet es in Ihnen? Ist das Atmen ruhiger und gleichmäßiger?
- Achten Sie nun noch einmal auf Ihr Gesicht.
- Lächeln Sie noch, oder hat sich Ihr Gesicht schon wieder verändert?
- Versuchen Sie, Ihre Augen größer werden zu lassen, dazu wird sich Ihre Gesichtsmuskulatur ein wenig dehnen müssen.
- Spüren Sie, wie glatt Ihre Stirn wird. Auch Ihre Kopfhaut wird sich nun entspannen. Ihre Augenwinkel werden sich ganz automatisch ein wenig herabgezogen haben.
- Ziehen Sie Ihre Mundwinkel bewußt ein wenig nach oben, Ihr Gesicht bekommt jenen Ausdruck, der als das »innere Lächeln« bekannt ist. Spüren Sie nach, wie es Ihnen geht, wenn Sie nun noch sitzen bleiben und eine Minute einfach nur lächeln und es in sich atmen lassen.

Ich bin ganz sicher, daß nun des öfteren ein Lächeln Ihr Gesicht verschönern wird, Ihre ganze Person bekommt dadurch einen freundlichen Ausdruck.

## Tips für den Alltag

### Koordination läßt sich auch zwischendurch trainieren

Wie lange ist es her, daß Sie Ball gespielt haben? Versuchen Sie es doch einmal wieder. Wahrscheinlich befindet sich auch in Ihrem Haushalt noch irgendein kleiner oder größerer Ball. Oder Sie denken beim nächsten Einkauf daran. Und dann geht's los:
- Spielen Sie mit einem oder zwei Bällen an die Wand. Erinnern Sie sich daran, welche Ballspiele Sie als Kind mochten.
- Oder Sie maschieren im Takt durch Ihre Wohnung. Heben Sie dabei Ihren rechten Arm zugleich mit Ihrem linken Bein, damit es zu einer Überkreuzhaltung kommt. Die Flexibilität Ihres Bewegungsapparates wird so besonders gefördert.
- Drehen Sie ganz für sich selbst ein paar Walzerrunden – 3mal rechtsherum, 3mal linksherum, das stärkt Ihren Gleichgewichtssinn.
- Balancieren Sie einen ausgedienten Besenstiel o.ä. auf Ihrer Hand, dann auf einem Finger. Das Balancieren eines Buches bekommt Ihrer Haltung gut.
- Vielleicht fällt Ihnen ja auch noch etwas anderes ein. Es geht schließlich darum, Ihre Wahrnehmungsfähigkeit, Ihre Entscheidungsfähigkeit und die Spontaneität Ihrer Handlungsfähigkeit zu verbessern.

# Übungsprogramm 5: Sicherheit bewahren

Wie wir unsere Körperbeherrschung verbessern und damit die Stand- und Gangsicherheit weitgehend bewahren können, ist ein wichtiges Thema, denn Stürze spielen als Ursache von Brüchen die größte Rolle. Auf der einen Seite gilt es, die Sturzursachen zu erforschen, um Knochenbrüchen besser vorbeugen zu können. Auf der anderen Seite muß bei der Osteoporosegymnastik außer der Knochenkräftigung auch die Körperbeherrschung intensiv trainiert werden. Denn selbst wenn wir alle Stolperfallen beseitigen, also unsere Wohnung sicherer machen –, in unserer Umwelt werden wir solche idealen Bedingungen nicht immer vorfinden.

Zu diesen äußeren Risikofaktoren für Stürze kommen die inneren hinzu: Alter, Größe, Gewicht, Schwindelanfälle, Gleichgewichtsstörungen, Kreislaufschwächen mit kurzzeitigen Bewußtseinsstörungen, Puls- und Blutdruckschwankungen. Auch Probleme beim Gehen, Stehen, Anziehen und Treppensteigen gehören dazu.

Die allgemeine körperliche Leistungsfähigkeit trägt entscheidend zur Sturzvermeidung bei. Körperliche Aktivität (Sport, Gymnastik), aber auch die Bewegung im Alltag stärken das Selbstvertrauen und helfen, fester und sicherer auf den Beinen zu stehen.

Es führt auch nicht jeder Sturz zum Bruch, obwohl fast jeder der gefürchteten Oberschenkelhalsbrüche Folge eines Sturzes ist. Z.B. haben auch andere Umstände einen Einfluß darauf, ob ein Knochen bricht oder nicht. So ist die individuelle Reaktion des Einzelnen auf den Sturz, den Boden auf den man stürzt und natürlich, wie oben schon erwähnt, der körperliche Zustand und die Stabilität der Knochen von großer Bedeutung.

# Mehr Sicherheit im Alltag

Die Ursachen für mögliche Stürze liegen meist in der direkten Umgebung, etwa in der Wohnung oder im näheren Umfeld. Die meisten Stürze finden nicht draußen, sondern in der eigenen Wohnung statt; fast immer wird als Sturzursache Ausrutschen angegeben. Es ist deshalb ratsam, die möglichen Sturzrisiken in der Wohnung abzuschätzen und Vorsichtsmaßnahmen zu treffen.

### Schauen Sie doch einmal nach
- Ist ein Nachttischlämpchen vorhanden, und liegt die Taschenlampe stets griffbereit?
- Können alle Räume gut ausgeleuchtet werden?
- Sind alle Kabel und Leitungen gut verlegt?
- Haben lose gelegte Teppiche rutschhemmende Unterlagen? Auch hochstehende Teppichkanten können gefährlich sein!
- Befinden sich glatte Kacheln oder blanke Fußböden in Ihrer Wohnung?
- Können Sie sich im Treppenhaus gut an einem Handgeländer festhalten?

### Wie sieht es mit Ihrer Sicherheit im Badezimmer aus?
- Haben Sie rutschfeste Matten vor und in der Wanne oder Dusche?
- Haltegriffe sind nicht überflüssig, sondern geben Sicherheit!

### Sicherheit in der Küche
- Stehen bei Ihnen Töpfe, Pfannen und Ihre täglichen Gebrauchsgegenstände in einer bequemen Reichweite?
- Liegt vor Ihrer Spüle, Ihrem Herd, Ihrer Waschmaschine eine rutschfeste Matte?
- Sind die Hängeschränke so angebracht, daß Sie sie bequem erreichen können?
- Steht eine kleine Trittleiter griffbereit?
- Achtung: Wackelige Möbel, z.B. Stühle, können leicht kippen!

Vielleicht fällt Ihnen ja noch etwas anderes ein, oder Sie bitten einen netten Zeitgenossen, mit Ihnen noch einmal durch die Wohnung zu gehen. Sicher werden Sie dann noch weitere Gefahrenquellen entdecken.

● Übungsprogramm 5: Sicherheit bewahren

## Wie wir das Ausrutschen weitgehend vermeiden können

- Schuhwerk: Tragen Sie nur gut passende Schuhe; vermeiden Sie hohe und glatte Ledersohlen. Auch in Ihren Hausschuhen sollten Ihre Füße Halt haben.
- Haus- und Nachtbekleidung: Allzu lange Gewänder können Sie schnell ausrutschen lassen, wenn Sie sich in ihnen verheddern.
- Lassen Sie Ihre Seh- und Hörkraft regelmäßig kontrollieren; selbst wenn es die alte Brille noch tut, eine neue gibt mehr Sicherheit.
- Gründliches Dehnen, Strecken und Räkeln direkt nach dem Aufwachen bringt den Kreislauf in Schwung und nimmt den Morgenschwindel.
- Vergessen Sie nicht, daß bestimmte Medikamente keine allzu raschen Bewegungen erlauben und daß sie das Sturzrisiko erhöhen (z.B. Schlaftabletten, Psychopharmaka).
- Nehmen Sie stets die sichere Trittleiter statt des Stuhls. Sie sollten mindestens zwei Leitern haben. Eine sollte sich in der Küche befinden und die andere im Schlafzimmer. Gerade hier sind öfters Dinge des täglichen Gebrauchs (Handtücher, Bettwäsche etc.) im oberen Schrankteil untergebracht. So ist eine Trittleiter hier nicht nur sicher, sondern auch sehr praktisch.
- Auch in Ihrem Garten sollten Sie Stolperfallen unbedingt abbauen. Räumen Sie Gartengeräte stets nach dem Gebrauch weg; eben Sie Löcher in den Wegen.
- Lassen Sie sich beim Fensterputzen helfen.

▶ Pflegen Sie einen guten Kontakt mit Ihren Nachbarn. Wir alle brauchen Menschen, mit denen wir reden können, nicht nur in Krisensituationen. Isolation macht krank und läßt den Menschen verkümmern.

## Die Übungspraxis

Eine gute Körperbeherrschung trägt zur Sturzvermeidung bei, denn bei guter Reaktionsfähigkeit können Fehltritte besser ausgeglichen werden. Schwerpunkt dieses Trainingsprogramms sind Übungen zur Körperbeherrschung, um die Stand- und Gangsicherheit zu verbessern.

### Wir stärken unsere Muskelkraft

#### Übung 1: Haltungsaufbau durch Dehnen

- Ausgangshaltung: aufrecht stehen
- Arme locker hängen lassen
- Füße stehen nebeneinander, Ballen und Fersen berühren sich
- Füße breit werden lassen, Zehen nach vorne strecken, Fußgewölbe möglichst flach auflegen
- Beine nach oben strecken, dabei versuchen die Knie hochzuziehen
- Oberschenkel nach oben ziehen lassen – in Richtung Hüftgelenke

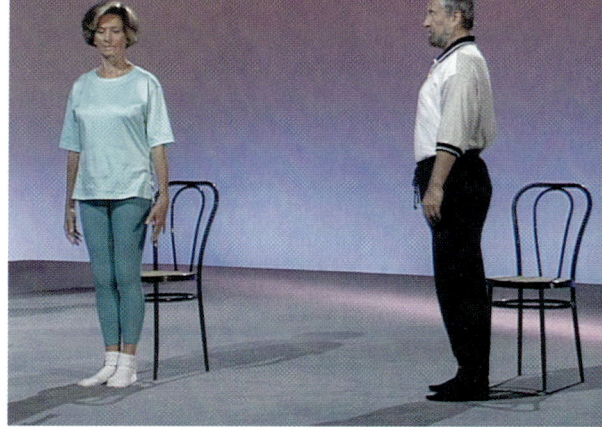

- Gesäßmuskeln fester anspannen; versuchen Sie, das Steißbein nach vorne zu schieben und das Kreuzbein anzuheben
- die natürlichen Krümmungen der Wirbelsäule in die Länge ziehen, d.h. die Lendenwirbelsäule leicht nach außen drücken und die Brustwirbelsäule hochziehen
- Schultern nach hinten und unten absenken
- Kinn an den Hals ziehen, dabei den Kopf nicht beugen
- Arme zum Schluß bis in die Fingerspitzen dehnen
- bleiben Sie noch 10–15 Sekunden in dieser Spannungshaltung

• Atmen: ruhig und ganz natürlich atmen.

## Übungsprogramm 5: Sicherheit bewahren

▶ Entwickeln Sie trotz der Anspannung das Gefühl, locker zu stehen. Entspannen Sie sich anschließend in stehender Haltung, und spüren Sie Ihren Körperempfindungen nach.

### Nun geht es um die Balance
### Übung 2: Baumhaltung

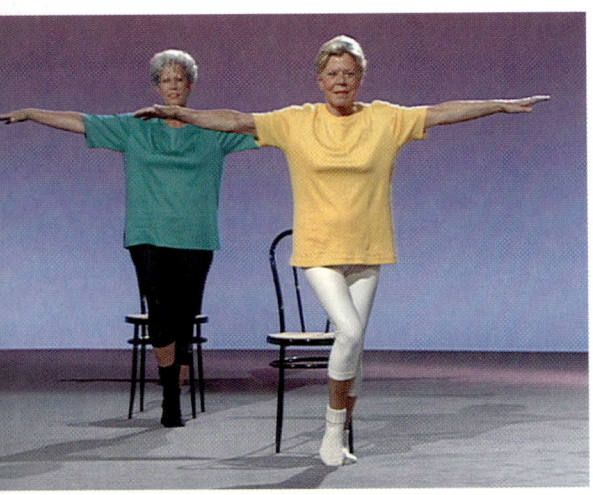

- Ausgangshaltung: Stand
- verlagern Sie Ihr Körpergewicht auf das linke Bein
- setzen Sie den rechten Fuß mit der Ferse auf den linken Fußrücken
- breiten Sie die Arme in Schulterhöhe aus
- versuchen Sie, 15–20 Sekunden in dieser Haltung zu bleiben
- wiederholen Sie nach kurzer Entspannung die Übung

● Atmen: Ruhig und ganz natürlich atmen.

▶ Ist Ihre Atmung zu schnell, zeigt das aufkommenden Streß an. Mit einer bewußten, langsamen Ausatmung können Sie den Atem beruhigen und den Streß wieder abbauen.

- Übungsprogramm 5: Sicherheit bewahren

### Übung 3: Gleichgewichtskombination

- Ausgangshaltung: Stand hinter einem Stuhl
- verlagern Sie das Körpergewicht auf das linke Bein
- das rechte Bein anheben und das Knie umfassen; halten Sie sich mit der linken Hand am Stuhl fest
- bewegen Sie den rechten Fuß auf und ab, und wiederholen Sie das Fußwippen mehrmals
- anschließend kreisen Sie mit dem Fuß mehrmals rechts- und linksherum
- stellen Sie das rechte Bein wieder auf

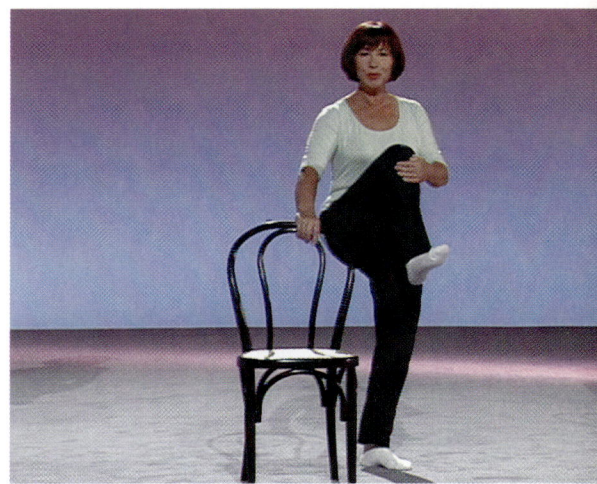

- entspannen Sie sich, bevor Sie diese Übung mit dem anderen Bein wiederholen.

▶ Lassen Sie sich anschließend noch ein wenig Zeit, um wahrzunehmen, welcher Körperseite die Übung leichtergefallen ist.

● Übungsprogramm 5: Sicherheit bewahren

### Übung 4: Körperdrehung

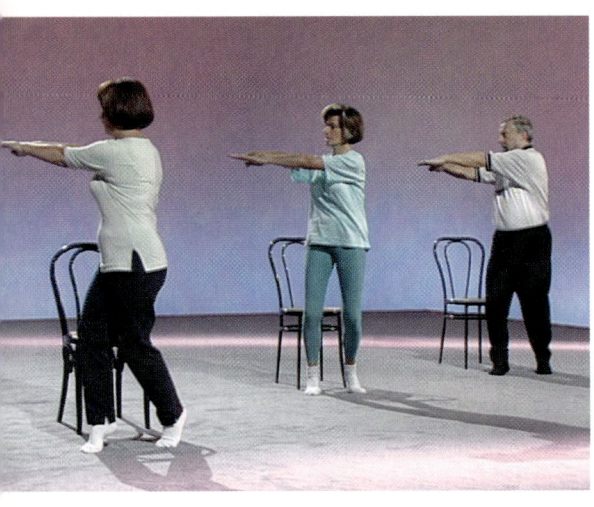

- Ausgangshaltung: Stand
- bauen Sie Ihre Haltung auf: Becken aufrichten, dazu Bauch und Gesäß leicht anspannen und Brustkorb anheben, Knie leicht gebeugt halten
- verschränken Sie die Arme in Schulterhöhe
- stellen Sie sich auf Ihre Zehenspitzen
- drehen Sie den ganzen Körper langsam nach rechts, 10 Sekunden halten und langsam wieder zurückdrehen
- wiederholen Sie die Körperdrehung zur linken Seite
- anschließend wiederholen Sie noch einmal die Drehungen

● Atmen: langsam und ruhig atmen.

Variation: Die Übung im Atemrhythmus 5–10mal wiederholen, d.h. ohne Haltepause einatmen – drehen – ausatmen – zurück in Ausgangshaltung.

▶ Entspannen Sie sich anschließend, und spüren Sie nach. Wo gab es Schwierigkeiten? Welche Seite ging besser? Achten Sie auf Ihre Empfindungen. Sie sagen Ihnen, was Ihnen guttut.

Nach diesen recht anstrengenden Übungen setzen wir uns auf einen Stuhl. Um eine effektive Wirkung zu erzielen, müssen wir in einem Programm stets die Übungsvielfalt beachten. Deshalb wird in den nun folgenden Übungen die Bewegungsfähigkeit der Wirbelsäule gefördert.

## Übungsprogramm 5: Sicherheit bewahren

### Übung 5: Seitbeugen des Oberkörpers

- Ausgangshaltung: aufrecht im Sitz
- Arme locker herabhängen lassen
- langsames Beugen des Oberkörpers zur rechten Seite; versuchen Sie, mit den Fingerspitzen den Boden zu berühren und mit dem Gesäß sitzenzubleiben
- Oberkörper wieder aufrichten
- langsames Beugen des Oberkörpers zur linken Seite
- Oberkörper aufrichten
- wiederholen Sie das Beugen zu jeder Seite noch 3mal

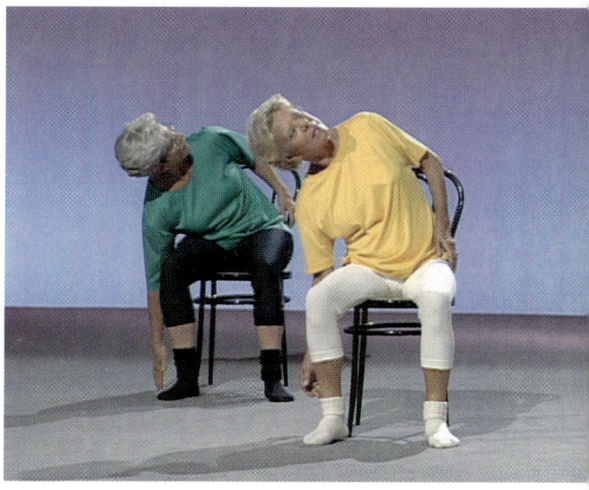

- Atmen: im Bewegungsrhythmus atmen; ausatmen – beugen; einatmen – aufrichten

• **Übungsprogramm 5: Sicherheit bewahren**

### Übung 6: Seitdrehung rechts

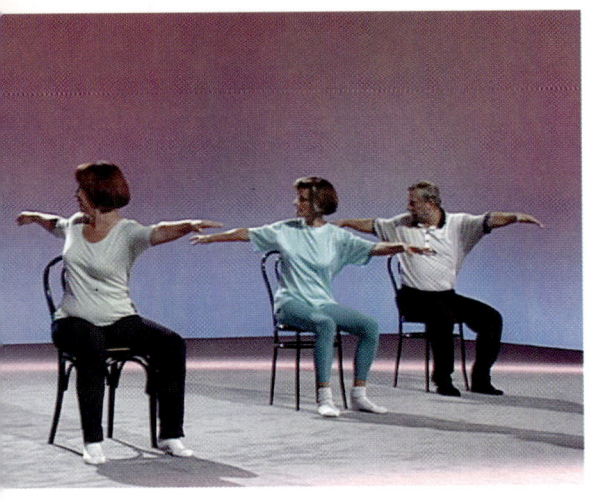

- Arme seitwärts anheben
- Oberkörper langsam nach rechts drehen
- langsam zurückdrehen
- Drehung zur linken Seite wiederholen

### Übung 7: Seitbeugung (Variation)

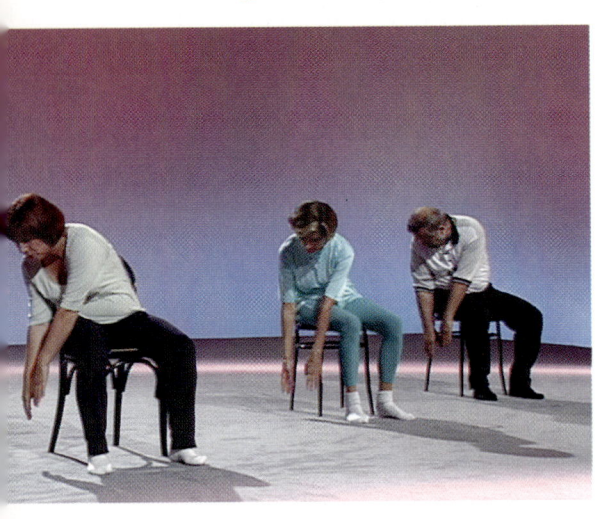

- Ausgangshaltung: aufrecht im Sitz
- Seitbeugen des Oberkörpers nach rechts, dabei versuchen, beide Arme zum Boden zu strecken, das Gesäß bleibt auf der Sitzfläche
- Oberkörper wieder aufrichten
- Oberkörper und Arme nach links beugen und wieder aufrichten
- wiederholen Sie das Seitbeugen noch 3mal

• Atmen wie bei Übung 5 – im Rhythmus der Bewegung.

▶ Entspannen Sie sich danach, und achten Sie auf Empfindungen Ihrer Körperseiten.

# Entspannen – lächeln, atmen und genießen

### Entspannungsübung

Setzen Sie sich ganz bequem hin. Lehnen Sie sich an. Lächeln Sie mit Augen und Mund, lassen Sie den Atem fließen. Spüren Sie der frischen, kühlen Einatemströmung nach und auch dem warmen Ausatemhauch. Versuchen Sie, die Atmung nicht zu steuern, und lassen Sie es atmen. Stellen Sie sich gedanklich ein: »Jetzt will ich mich entspannen.«

Werden Sie nun wieder zum Beobachter Ihres Körpers:
- Spüren Sie sich in Ihren Beinen bis hinunter in die Füße. Nehmen Sie den Kontakt Ihrer Fußsohlen mit dem Boden wahr.
- Spüren Sie den Kontakt der Haut Ihrer Beine zur Luft und Umgebung durch die Kleidung hindurch. Atmen Sie nun in Ihrer Vorstellung langsam, ganz ruhig durch die Haut Ihrer Beine und Füße nach außen. Achten Sie darauf, was Sie dabei empfinden. Ihr Körper wird Ihnen sagen, ob er sich wohlfühlt.
- Atmen Sie langsam und aufmerksam in Ihren Bauch und Beckenraum, und entwickeln Sie wieder das Gefühl, durch Ihre Haut nach außen zu atmen.
- Lassen Sie die Ausatmung durch Ihre Schultern, Arme und Hände strömen. Entwickeln Sie das Gefühl, den Atem durch die Fingerspitzen fließen zu lassen.
- Atmen Sie voller Ruhe in Ihren Kopf. Stellen Sie sich vor, Sie könnten von innen durch die Gesichtshaut und durch Ihre Schädeldecke nach außen atmen.
- Nehmen Sie zum Schluß Ihren ganzen Körper in Ihr liebevolles Blickfeld und lassen den Atem frei durch den ganzen Körper strömen.

Wenn Sie noch einige Zeit in diesem angenehmen Entspannungsgefühl verbringen wollen, tun Sie es. Wie nach jedem Ausruhen braucht Ihr Körper einige Zeit, um wieder aktiv zu werden. Wir finden schneller zur Aktivität zurück, wenn wir uns ganz bewußt dehnen, räkeln oder strecken. Ein kräftiges, tiefes Einatmen mit einem herzhaften Ausschnauben bringt unsere Energie in Schwung.

## Übungsprogramm 5: Sicherheit bewahren

▶ Ein wichtiger Tip: Wenn Sie aufgestanden sind, bleiben Sie unbedingt noch einige Sekunden stehen. Bauen Sie dann Ihre Haltung bewußt auf:
- drücken Sie mit Ihren Füßen zum Boden; die Knie sind leicht gebeugt
- spannen Sie die Gesäß- und Bauchmuskeln an
- schieben Sie das Steißbein nach vorne
- heben Sie das Kreuzbein an
- richten Sie sich im Brustkorb auf
- lassen Sie die Schultern nach hinten und unten fallen
- entspannen Sie sich in dieser Haltung, und starten Sie erst dann wieder in Ihren Alltag.

Ich kann Ihnen versichern, das Ganze dauert nur wenige Sekunden. Ihr gesamter Bewegungsapparat wird davon profitieren, und Sie werden sich sicherer fühlen.

# Einfache Balanceübungen für den Alltag

Fast in jedem Haushalt läßt sich etwas finden, womit wir unser stabiles Gleichgewicht stärken können. Sie haben sicherlich eine Wäscheleine oder eine Schnur, Kordel oder ähnliches, die wir zum Üben verwenden können.

### Übung 1: Gehen an einer Linie

Legen Sie sich die Kordel in einer geraden Linie auf den Boden. Versuchen Sie dann, langsam dicht an der Leine zu gehen.
a) Zuerst schauen Sie dabei auf den Boden.
b) Später schauen Sie dabei geradeaus.
c) Wenn Sie das Gefühl haben, schon sicherer zu sein, versuchen Sie auch rückwärts zu gehen.
d) Probieren Sie es vorsichtig auch mal mit geschlossenen Augen. Arme dabei ausbreiten

Variation: Eine Variante dieser Übung, die zudem die Koordination trainiert, ist das Überkreuzgehen. Die Schnur liegt dann in der Mitte, und Sie überkreuzen mit jedem Ihrer Schritte die Schnur. Gehen Sie vorwärts, rückwärts und auch mal mit geschlossenen Augen. Breiten Sie dabei die Arme aus.
Tips: Heben Sie Ihre Knie bei den Schritten hoch, schwingen Sie Ihre Arme, oder verschränken Sie Ihre Arme in Schulterhöhe.

### Übung 2: Gehen im Kreis

Legen Sie Ihre Schnur zu einem Kreis; überkreuzen Sie Ihre Hände auf der Brust. Versuchen Sie dann, sehr langsam und bewußt innen oder außen dicht an dieser Schnur entlang zu gehen. Stimmen Sie sich auch mit Ihrem Atem auf die Schrittbewegung ein. Das Gefühl, immer sicherer zu gehen, wird sich schon nach kurzer Zeit einstellen.

• **Übungsprogramm 5: Sicherheit bewahren**

### Übung 3: Der Berg (eine Yogahaltung)

Stellen Sie sich aufrecht hin, die Beine sind gegrätscht. Stellen Sie sich vor, Ihre Füße können sich im Boden verankern. Falten Sie Ihre Hände vor Ihrer Brust. Heben Sie langsam Ihre Hände weit nach oben an, bis über den Kopf. Die Handflächen dürfen sich nicht voneinander lösen. Atmen Sie langsam und ruhig, und stellen Sie sich vor, daß Sie immer breiter und sicherer stehen und mit dem Boden fest verbunden sind. Zum Schluß dieser Übung – die Arme befinden sich oben – stellen Sie sich auf Ihren Vorderfuß (Zehen und Ballen), halten Sie sich in dieser Stellung 2–3 ruhige Atemzüge lang. Danach beenden Sie diese Übung und nehmen sich anschließend Zeit für die Entspannungsphase.

Gerade die letzte Übung kann Ihre Sicherheit enorm fördern, aber das passiert natürlich nicht von heute auf morgen. Haben Sie Geduld, Sie können auf das Sprichwort »Übung macht den Meister« vertrauen.

# Übungsprogramm 6: Richtiges atmen

Als therapeutisches Medium wurde der Atem sehr früh entdeckt. Schon in den Schriften der altchinesischen Atemlehre wurde darauf hingewiesen, daß der Atem das Bindeglied zwischen Körper und Seele ist und daß durch bestimmte Atemübungen eine Integration von Körper und Seele angestrebt werden kann. Deutlich wird dieser Zusammenhang, wenn wir Situationen erleben, die wir als belastend oder unsicher empfinden, denn dabei ändert sich unsere Atmung. Es kommt zu einer schnelleren, flacheren und unregelmäßigen Brustatmung. Wahrscheinlich haben Sie dies selbst schon bei sich festgestellt; bei einem spannenden Film beispielsweise stellt sich der Atemvorgang auf die in Ihnen ablaufenden Gefühle ein, zeitweilig hielten Sie vor Spannung den Atem an.

Als Körpervorgang reguliert sich der Atem selbst und wird vom unwillkürlichen oder autonomen (der Fachausdruck dafür ist vegetativ) Nervensystem überwacht, das seinen Ablauf sicherstellt. Das vegetative Nervensystem steuert selbsttätig alle unbewußt ablaufenden lebenswichtigen Körpervorgänge wie z.B. Herzschlag, Atem, Stoffwechsel, Körpertemperatur, und arbeitet mit zwei entgegengesetzten Teilsystemen: dem sympathischen (Sympathikus) und dem parasympathischen Nervensystem (Parasympathikus). Während der Sympathikus das Aktivitätsniveau des Körpers steuert, ist der Parasympathikus für die Ruhe und Erholungsphase zuständig. Einfluß auf die Atmung haben jedoch auch Funktionsbereiche, die dem willkürlichen Nervensystem unterstehen, z.B. Muskeln, Sehnen, Gelenke. Schon ein Gedanke, eine Vorstellung, Gefühle wie Freude, Glück und Geborgenheit vertiefen den Atemvorgang und beziehen alle übrigen Körpervorgänge vital ein. Ebenso beeinflußt unsere geistig-seelische Verfassung im negativen Sinn unseren Atemfluß und damit auch den Körper. Unruhe, Unsicherheit und Ängste erhöhen das Erregungsniveau des sympathischen Nervensystems und erzeugen Streß.

Der Atem reagiert auf jede Veränderung der Befindlichkeit wie ein Seismograph. Das macht verständlich, warum Menschen unter hoher

## Übungsprogramm 6: Richtiges atmen

Streßbelastung oft auch noch mit Atemstörungen zu tun haben. Folgen sind ein immer geringerwerdendes Atemvolumen, gepreßter Krampf- oder Angstatem (Flachatmung), bei der nur der obere und mittlere Brustbereich versorgt werden. Dies führt zu einer ganz oberflächlichen und unzureichenden Sauerstoffversorgung.

Die wachsenden seelischen Spannungen durch unsere heutigen Lebensgewohnheiten führen zudem zu Verspannungen in der Muskulatur. Das äußere Erscheinungsbild verändert sich ebenfalls. Die zunächst eingenommene Schonhaltung, z.B. hochgezogene Schultern, wird zur Fehlhaltung und später zur Gewohnheit. Wie schon erwähnt, hängt jedoch der freie Atemfluß auch von der Beschaffenheit der Muskulatur ab (verspannt oder nicht verspannt) und zum Teil auch von der Flexibilität der Wirbelsäule sowohl von der Möglichkeit, den Körper aufrecht zu halten.

Osteoporose mindert die Qualität unseres Atems und damit die des Lebens. Es ist die zunehmende Vorneigung der Brustwirbelsäule bei Osteoporose, die zur Beeinträchtigung des natürlichen Atems führt. Dauert dieser Zustand an, kommt es zu falschem Atmen. Der dadurch entstehende Sauerstoffmangel in Zusammenhang mit Funktionsstörungen in Atmung, Kreislauf und Drüsensystemen ist unter anderem Ursache für eine Unterversorgung der Organe und Zellen mit Sauerstoff. Eine Unterbrechung der Sauerstoffzufuhr bedeutet das Absterben von Zellen, und die ungenügende Versorgung des Körpers mit Sauerstoff führt zur Einschränkung des Herz-Kreislauf-Systems, die Herzleistung sinkt. Daraus läßt sich erkennen, daß ein bereits geschädigtes Herz doppelt betroffen ist. Und Wirkungen ergeben sich stets in beide Richtungen: von der Atmung auf die Organe und von den Organen auf die Atmung. Unser gesamtes körperliches Wohlgefühl hängt also wesentlich davon ab, ob unsere Atmung zufriedenstellend funktioniert oder ob sie gestört ist.

## Übungsprogramm 6: Richtiges atmen

## Die Übungspraxis

Atemübungen verbessern die Beweglichkeit des Brustkorbs und stärken die Funktion des Herz-Kreislauf-Systems sowie der Atmung und beugen dem typischen Rundrücken bei Osteoporose vor. Durch die Atemübungen finden wir zu unserer natürlichen Atemqualität zurück. Bewegung und richtige Atmung steigern die Sauerstoffversorgung und erhöhen die Durchblutung im gesamten Organismus; so tragen sie spürbar zu einer Steigerung des Wohlbefindens bei.

### Übung 1: Baum im Wind

- Ausgangshaltung: Stand, Beine sind hüftbreit geöffnet
- strecken Sie die Arme schräg nach oben aus, atmen Sie dabei tief ein
- schwingen Sie Oberkörper und Arme nach rechts und links, während Sie langsam ausatmen
- in der Ausgangshaltung zur Ruhe kommen, erneut einatmen
- das Schwingen während der Ausatmung wiederholen
- wiederholen Sie diese Übung noch 4mal

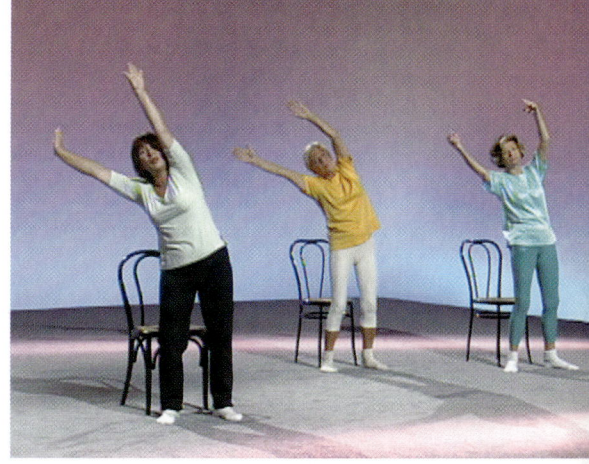

● Atmen: Atmen Sie durch die Nase ein und mit gespitzten Lippen aus (Flötenmund). Ihre Lunge kann sich so vollständig entleeren und wird in der Einatmung besser belüftet. Ihre Atemqualität verbessert sich.

▶ Lassen Sie sich nach dieser Übung Zeit, um in der Ruhestellung zu entspannen und über Empfindungen nachzudenken.

## Übungsprogramm 6: Richtiges atmen

### Übung 2: Ha-Atmung
Bei dieser Übung handelt es sich um eine uralte Atemtechnik aus dem Yoga, die heute noch genauso wirksam ist.

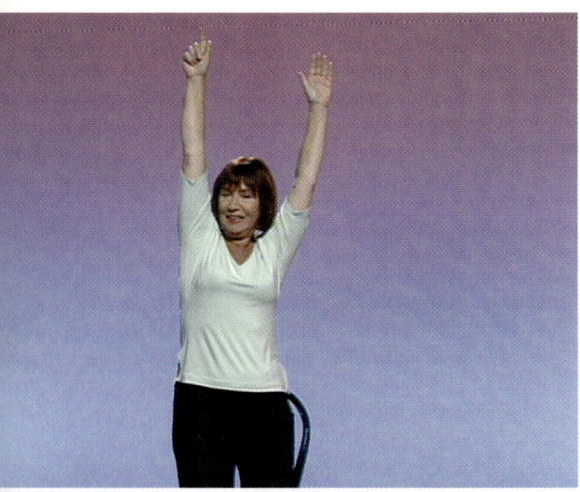

- Ausgangshaltung: Stand, Beine sind hüftbreit geöffnet
- strecken Sie Ihre Arme über den Kopf; dabei den rechten Zeigefinger nach oben strecken
- ziehen Sie Ihre rechte Rumpfseite mit nach oben
- drücken Sie Ihr rechtes Bein zum Boden
- atmen Sie während der Dehnung ganz natürlich weiter, und halten Sie den rechten Arm oben

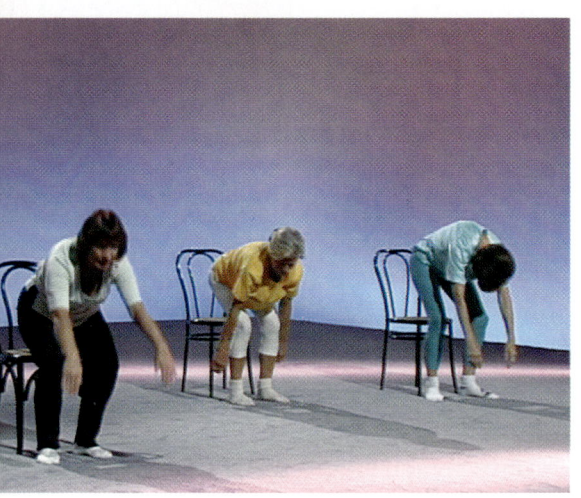

Seitenwechsel:
- strecken Sie den linken Zeigefinger
- ziehen Sie Ihre linke Rumpfseite mit nach oben
- drücken Sie Ihr linkes Bein zum Boden
- beugen Sie Ihre Knie in Richtung Fußspitzen und schieben den Po weit nach hinten
- beugen Sie aus dieser Haltung den Oberkörper nach unten

## Übungsprogramm 6: Richtiges atmen

- atmen Sie dabei kräftigt durch den Mund aus: Ha-ha-ha-ha-ha
- die Knie gebeugt lassen, den Po vorschieben und den Oberkörper mit erhobenen Armen wieder aufrichten, dabei durch die Nase tief einatmen
- wiederholen Sie den Übungszyklus noch 2mal

Entspannen Sie sich danach im Stehen; legen Sie dabei Ihre Hände ineinander, wie eine kleine Schale an den Bauch, ungefähr 3 fingerbreit unter Ihrem Nabel. Dies ist eine Sammlungshaltung, die beruhigt und entspannt und Sie gleich auf die nächste Übung vorbereitet.

- **Übungsprogramm 6: Richtiges atmen**

### Atementspannende Übung
#### Übung 3:

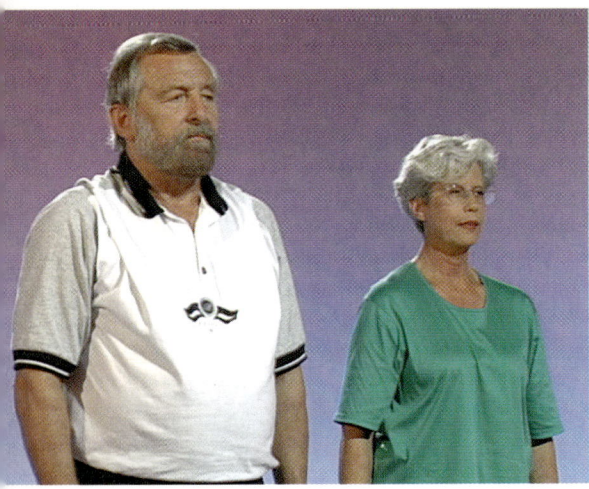

- Ausgangshaltung: Stand, Beine sind hüftbreit geöffnet
- Arme hängen locker herab
- Kopf nach vorn zur Brust sinken lassen, dabei die Schultern vorfallen und die Brust einsinken lassen, dabei ruhig und langsam ausatmen (Flötenmund)
- Oberkörper langsam wieder zur stolzen, aufrechten Haltung aufrichten; dabei langsam durch die Nase einatmen
- wiederholen Sie diese Übung noch 2mal
- entspannen Sie sich in der Sammlungshaltung (wie bei Übung 2) und spüren Sie Ihrem Atemfluß nach

## Übungsprogramm 6: Richtiges atmen

### Harmonie in Atmung und Bewegung
#### Übung 4: Eine atemvertiefende Bewegungsfolge

Atemwelle:
- Ausgangshaltung: aufrecht sitzen, Beine sind hüftbreit aufgestellt
- Arme und Hände mit der Ausatmung vom Körper wegführen, dabei die Handflächen nach außen drehen; atmen Sie mit gespitztem Mund (Flötenmund) aus
- Arme und Hände (dem Körper zugewandt) mit der Einatmung zum Körper führen; atmen Sie langsam durch die Nase ein
- wiederholen Sie diese Bewegungen 5mal

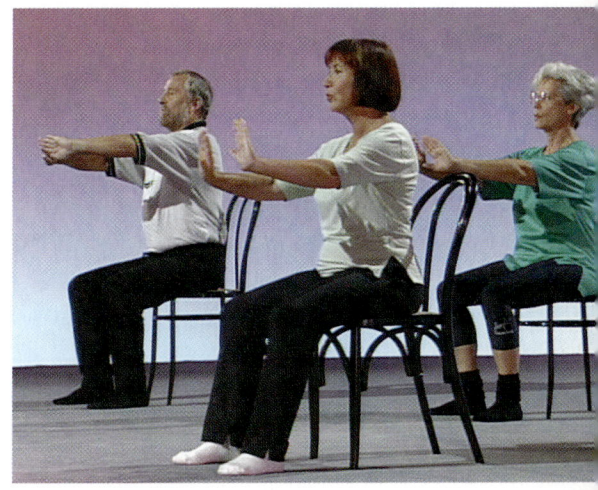

Kreis zeichnen:
- Hände, wie Schalen gehalten, vom Schoß bis vor das Gesicht hochführen, dabei einatmen
- vom Gesicht wegführen und einen großen Kreis zeichnen, dabei ausatmen
- im Schoß erneut beginnen; 5mal wiederholen

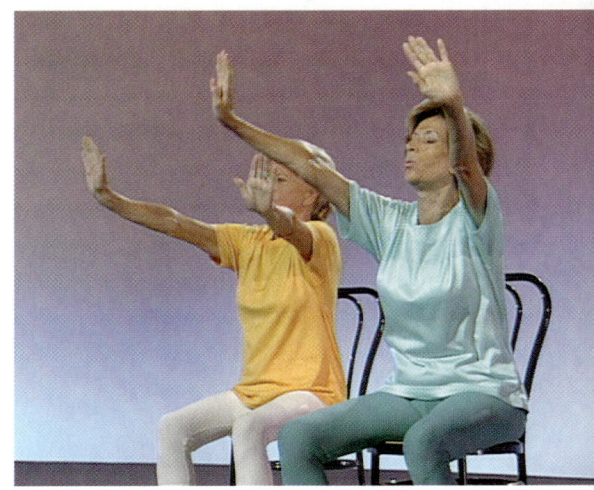

## Übungsprogramm 6: Richtiges atmen

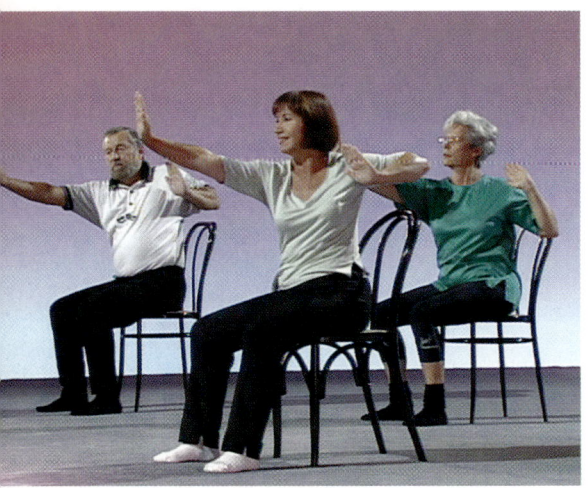

Bogen spannen:
- halten Sie Ihre aufgerichteten Hände vor den Schultern
- strecken Sie den rechten Arm weit nach vorne aus, den linken Ellenbogen, angehoben haltend, zurückziehen
- wechseln Sie die Seiten; linken Arm vorstrecken, rechten Ellenbogen zurückziehen
- wiederholen Sie diese Bewegungen 5mal
- den Atem der Bewegung anpassen

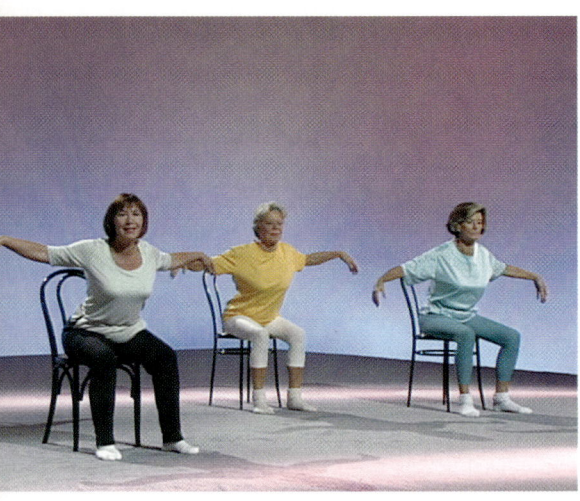

Flügel schwingen:
- lassen Sie Ihre Arme herabhängen
- beugen Sie Ihren Oberkörper gerade vor, die Brust weiten und einatmen, heben Sie Ihre Unterarme dabei seitwärts an
- kommen Sie in die Ausgangsposition zurück, dabei ausatmen, und lassen Sie die Arme wieder locker hängen
- wiederholen Sie das Vor- und Zurückschwingen insgesamt 5mal

## Übungsprogramm 6: Richtiges atmen

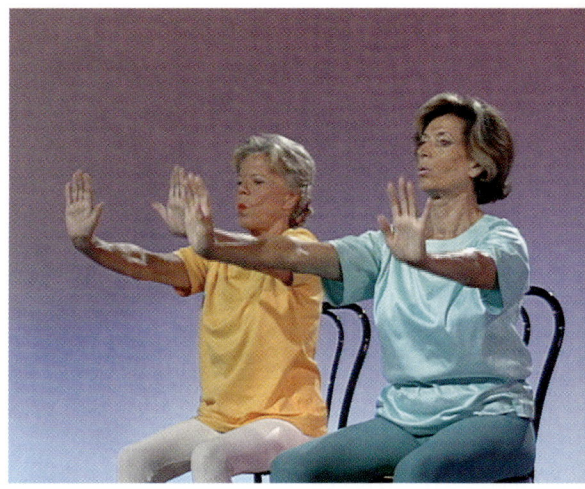

Wand streichen:
- den rechten Arm nach vorn ausgestreckt über den Kopf hochführen, die Hand dabei hängen lassen und einatmen
- den rechten Arm senken, dabei die Hand aufgerichtet halten und ausatmen
- den linken Arm einatmend hochführend und ausatmend wieder senken
- wiederholen Sie diese Bewegungen abwechselnd noch 5mal
- anschließend heben Sie beide Arme einatmend hoch und lassen Sie ausatmend wieder sinken
- wiederholen Sie mit beiden Armen noch 5mal

▶ Bewegen Sie sich langsam und bewußt, und atmen Sie genauso. Entspannen Sie sich danach!

- Übungsprogramm 6: Richtiges atmen

## Entspannungsphase:
## Lernen Sie Ihren Uratem kennen

**Entspannungsübung**

Setzen Sie sich ganz bequem hin. Lehnen Sie sich an. Entspannen Sie Ihre Schultern, und schenken Sie Ihrem Gesicht ein Lächeln. Überkreuzen Sie Ihre Arme auf dem Bauch. Legen Sie die Hände flach auf die unteren Rippen. Stellen Sie sich gedanklich wieder darauf ein: »Jetzt habe ich Zeit zum Entspannen.«

Beobachten Sie nun Ihren Atem. Spüren Sie, wie er kommt und wieder geht. – Greifen Sie nicht ein. – Folgen Sie dem Geschehen, wenn der Atem von Ein- zum Ausatmen und vom Aus- zum Einatmen übergeht. Spüren Sie, wie Ihr Bauch sich unter Ihren Armen bewegt? Ganz leicht nur, aber doch wahrnehmbar, schiebt sich Ihr Bauch vor, wenn Sie einatmen und zieht sich zurück, wenn Sie ausatmen. Können Sie spüren, daß sich nicht nur Ihr Bauch bewegt, sondern auch Ihr Brustkorb daran beteiligt ist? Die unteren Rippen weiten sich beim Einatmen und ziehen sich nach innen beim Ausatmen. Lassen Sie sich Zeit mit dieser Wahrnehmung, soviel Zeit, um nach der ruhigen Ausatmung auf den Urimpuls des Wiedereinatmens zu warten. Versuchen Sie dann, Ihre Bauchmuskeln ganz locker und weich zu halten, damit die Einatemströmung nicht behindert wird. Ohne etwas zu machen, geben Sie sich ganz diesem wunderbaren Kreislauf des Lebens hin, bis zur Erkenntnis: »Es atmet mich.«

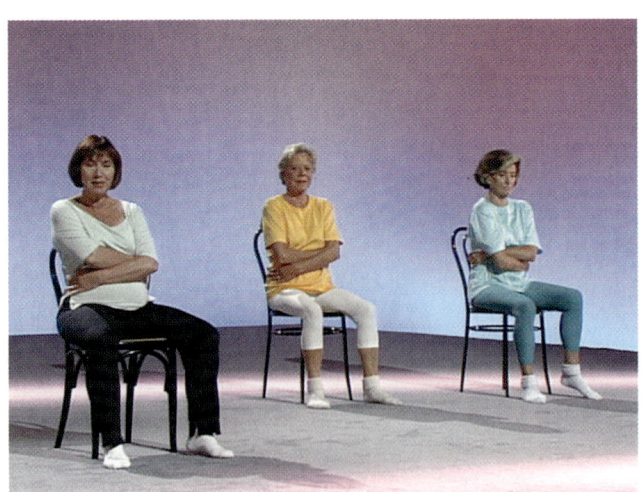

# Atemtips für den Alltag

Selbst wenn wir verschiedene Atembewegungen wahrnehmen können, es bleibt ein komplexer Vorgang, an dem das Zwerchfell und die Oberkörpermuskeln gleichermaßen beteiligt sind. Die verschiedenen Atembewegungen, die wir wahrnehmen, könnten den Eindruck erwecken, daß es verschiedene Arten zu Atmen gibt. Das ist nicht so, es ist immer die gleiche Bewegung. Die Vitalkapazität der Lunge, das Volumen, läßt sich durch Atemübungen enorm verbessern. Dabei geht es nicht darum, die Atembewegungen bewußt zu verändern, sondern vielmehr darum, den natürlichen Atem zu pflegen. Das heißt, wir müssen uns des unbewußten Atems bewußt werden, des Atems, der auf jeden inneren Impuls (Gedanken, Gefühle) und auf äußere Einflüsse sehr sensibel reagiert.

Unbewußt und unbeabsichtigt halten wir häufig an der veränderten Art des Atmens fest, selbst nach dem die Zwischenfälle, die die Störung verursachten, längst vorüber sind. Schlechte Gewohnheiten kann man jedoch nur dann überwinden, wenn man ihrer gewahr wird. Meist überwinden wir eingefahrene Gewohnheiten nur allmählich.

Sobald sich jemand seiner unzureichenden Art des Atmens bewußt wird, fragt er unweigerlich: »Und wie soll ich jetzt atmen?« Eine Art zu atmen, die für alle Zeiten richtig und angemessen ist, gibt es nicht. Richtig ist sie, wenn sie so abläuft, daß sie sich frei regulieren kann, daß sich die Qualität den Bedürfnissen anpaßt. Laufen erfordert nun mal eine andere Art zu atmen als Schlafen, aufmerksames Zuhören erfordert bei einem wichtigen Gespräch eine andere Atemqualität als bei einer beiläufigen Unterhaltung. Zorn läßt uns anders atmen als friedliche Stille. Deshalb ist ein Ziel des Atemtrainings, das Erleben zu vermitteln, wie der Atem in verschiedenen Situationen fließt, und zu fühlen, ob und wie er gestört sein könnte. Ziel ist zu spüren, wie der Atem wieder besser funktioniert. Es geht also bei den Übungen um sehr viel Körperwahrnehmung. Gefühle des Unwohlseins und des Wohlbefindens sollen wieder wahrgenommen werden. Schließlich brauchen wir das Feedback auf die verschiedenen Übungen, um genau das Richtige für uns herauszufinden.

Ein kleines Atemexperiment bietet nun eine besonders sanfte Möglichkeit, die Ausatmung zu steigern und damit tiefere Atemzüge anzuregen. Lassen wir uns Zeit dabei.

● **Übungsprogramm 6: Richtiges atmen**

**Übung:**

Hauchen Sie gründlich in eine Ihrer Handflächen aus, wie man die Brille vor dem Putzen anhaucht. Atmen Sie dann durch die Nase wieder ein. Wiederholen Sie dies 10–15mal, und lassen Sie sich für Körperempfindungen Zeit.

# Übungsprogramm 7: Die Muskeln dehnen

In diesem Übungsprogramm geht es speziell um Dehnung im Sinne eines osteoporosespezifischen Muskeltrainings. Dies will einerseits die Beweglichkeit des Körpers über Dehnung erreichen, andererseits sollen abgeschwächte Muskelgruppen gekräftigt werden. Es hat sich erwiesen, daß der krummen Haltung bei Osteoporose nur durch die Kombination von Dehnung und Kräftigung entgegengewirkt werden kann. Für den Übenden bedeutet das, daß zunächst ein Gefühl für eine isometrische Ganzkörperanspannung entwickelt werden soll; darauf bauen dann kontrollierte, dynamische Bewegungen auf. Das Besondere ist also, daß die einmal aufgebaute Grundspannung während der gesamten Übung beibehalten wird. Dadurch wird der Knochenstoffwechsel angeregt, und das wirkt sich günstig auf die Knochendichte aus.

Diese Übungsweise bewirkt den Ausgleich muskulärer Ungleichgewichte, sogenannte Dysbalancen, die durch Über- oder Fehlbelastungen, Bewegungsmangel oder auch durch falsche Gymnastik entstanden sein können. Eine weitere Folge muskulärer Dysbalancen ist der Verlust der koordinativen Fähigkeiten. Die sonst miteinander harmonischen Bewegungen werden einerseits durch die Verkürzung und andererseits durch die Abschwächung der Muskulatur gestört. Das Gefühl für die Körperbalance geht verloren und wird durch Unsicherheit ersetzt.

### Ein kurzer Überblick über unsere Muskelgruppen

Muskeln, die zur Halte- und Stützmuskulatur (tonische Muskulatur) gehören, reagieren überwiegend mit Verkürzung, während Muskeln, die vor allem eine Bewegungsfunktion haben (phasische Muskulatur), mit Kraftverlust und Verspannung reagieren.

## Übungsprogramm 7: Die Muskeln dehnen

**So wirkt sich fehlende körperliche Aktivität aus:**

a) mit Verkürzung reagieren:
- Brustmuskeln
- kleine und mittlere Gesäßmuskulatur
- Wadenmuskeln
- Rückenstrecker (Hals- und Lendenbereich)
- Kapuzenmuskel (oberer Teil)
- Kniegelenkstrecker und -beuger
- Beinanziehermuskeln
- Schulterblattheber

b) mit Abschwächung reagieren:
- Bauchmuskeln
- Rückenstrecker im Brustbereich
- Zwischenschulterblattmuskulatur
- großer Gesäßmuskel

Es geht also darum, die Statik durch Dehnen zu verbessern und durch Kräftigung der entsprechenden Muskulatur zu erhalten. Die folgende Abbildung zeigt Ihnen die verschiedenen Muskelgruppen.

## Übungsprogramm 7: Die Muskeln dehnen

## Muskeldarstellung

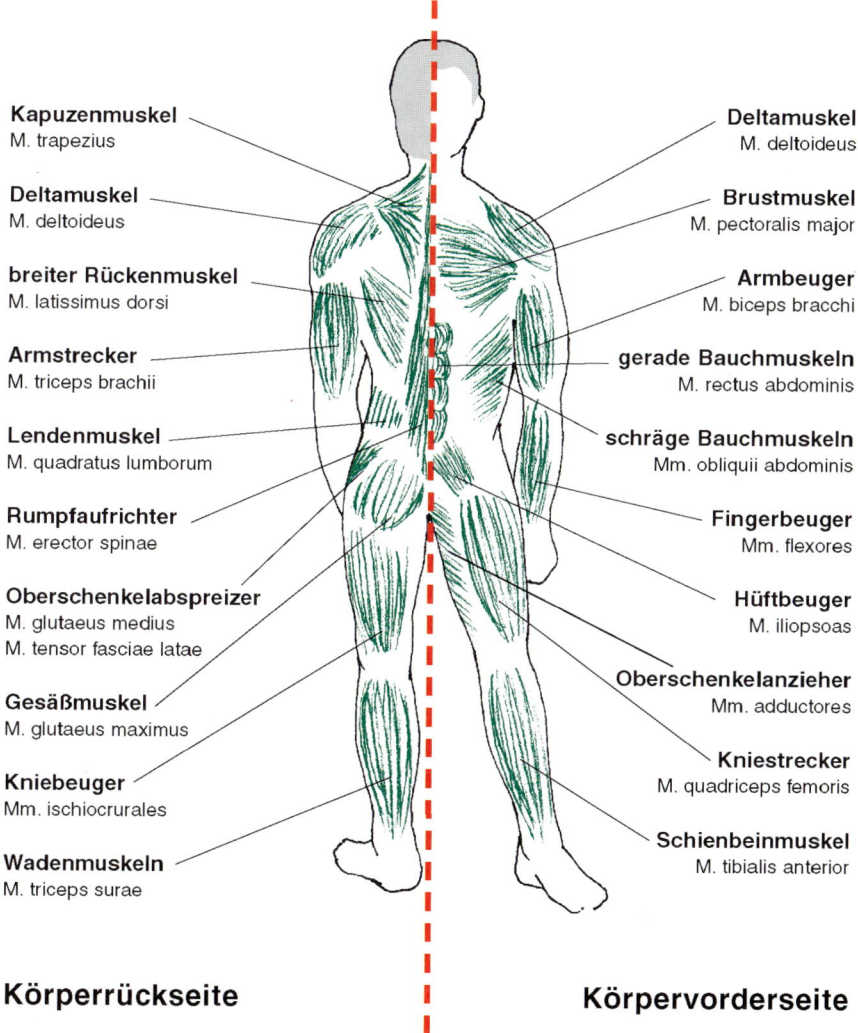

**Kapuzenmuskel**
M. trapezius

**Deltamuskel**
M. deltoideus

**breiter Rückenmuskel**
M. latissimus dorsi

**Armstrecker**
M. triceps brachii

**Lendenmuskel**
M. quadratus lumborum

**Rumpfaufrichter**
M. erector spinae

**Oberschenkelabspreizer**
M. glutaeus medius
M. tensor fasciae latae

**Gesäßmuskel**
M. glutaeus maximus

**Kniebeuger**
Mm. ischiocrurales

**Wadenmuskeln**
M. triceps surae

**Körperrückseite**

**Deltamuskel**
M. deltoideus

**Brustmuskel**
M. pectoralis major

**Armbeuger**
M. biceps bracchi

**gerade Bauchmuskeln**
M. rectus abdominis

**schräge Bauchmuskeln**
Mm. obliquii abdominis

**Fingerbeuger**
Mm. flexores

**Hüftbeuger**
M. iliopsoas

**Oberschenkelanzieher**
Mm. adductores

**Kniestrecker**
M. quadriceps femoris

**Schienbeinmuskel**
M. tibialis anterior

**Körpervorderseite**

## Übungsprogramm 7: Die Muskeln dehnen

### Wie wir dehnen, damit wir eine Verbesserung erreichen

In unserem speziellen Osteoporosetraining bedienen wir uns der Dehntechnik des Stretching, d.h. die Dehnung wird gehalten. Anfang der 80er Jahre kam diese Methode aus den USA zu uns. Die Grundprinzipien sind allerdings viel länger bekannt. Für Ballettänzer oder Artisten sind sie fester Bestandteil ihres täglichen Trainings. Wir unterscheiden zwei Formen:

● Aktives Stretching: Zunächst wird langsam und weich bis zur Endposition gedehnt, danach wird maximal 10 Sekunden hart angespannt. Nach Ablauf dieser Zeit wird weich weitergedehnt und die dann mögliche Endposition weitere 10 Sekunden lang gehalten.

● Passives Stretching: Hier wird langsam und sanft bis zur Endposition gedehnt; diese Position wird 13–30 Sekunden lang gehalten. Generell gilt:
- Schmerzen oder unangenehme Empfindungen sind ein Zeichen von Überbelastung und dürfen nicht aufkommen.
- Die zu dehnenden Muskeln sollen entspannt sein.
- Die Atmung fließt ruhig und gleichmäßig weiter.
- Die Dehnung wird 2–3mal wiederholt.

**Die folgende Übung macht Ihnen das Grundprinzip des aktiven und passiven Stretching deutlich**

- Stellen Sie sich aufrecht hin, das rechte Bein einen größeren Schritt zurück. Senken Sie langsam die rechte Ferse zum Boden, so daß später die ganze Fußsohle aufliegen kann.
- Achten Sie dabei auf das Ziehen in den gestreckten Muskelgruppen.
- Halten Sie diese Position 10–30 Sekunden lang an.
- Entspannen Sie sich während dieser Zeit. Die Entspannung ist erreicht, wenn das Ziehen nachläßt.
- Dehnen Sie nun nach, d.h. Sie verstärken die Dehnung nun noch einmal. Achten Sie auf das Ziehen. Das ist der Punkt, an dem Sie noch einmal bis zu 30 Sekunden anhalten und auf die Muskelentspannung achten.
- Danach lösen Sie langsam die Übung auf.
- Wiederholen Sie sie mit dem anderen Bein.
- Entspannen Sie sich anschließend.

● Übungsprogramm 7: Die Muskeln dehnen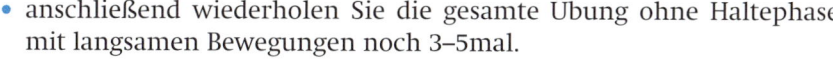

## Die Übungspraxis

### Wir beginnen mit dem Aufwärmen der Muskulatur

### Übung 1: Überkreuzdehnung

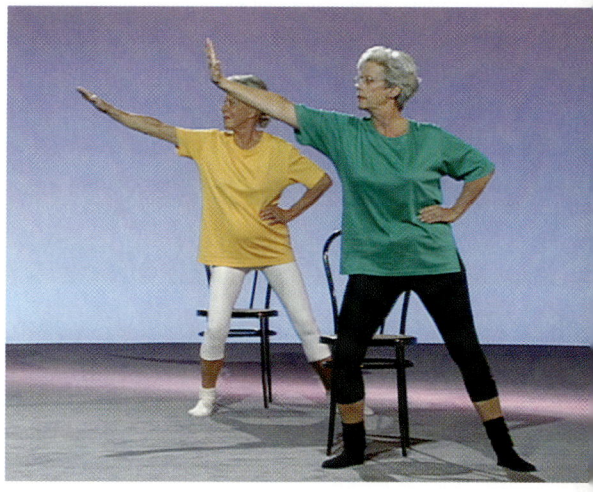

- Ausgangshaltung: Stehen, Beine sind hüftbreit geöffnet, Hände in die Hüften gestützt
- beugen Sie das rechte Knie
- strecken Sie den rechten Arm seitwärts schräg nach oben aus
- setzen Sie das linke Bein einen Schritt seitwärts auf, bleiben Sie 5–10 Sekunden lang in dieser Position
- kehren Sie in die Ausgangsposition zurück
- beugen Sie das linke Knie
- wiederholen Sie diese Streckung mit dem linken Arm und dem rechten Bein
- anschließend wiederholen Sie die gesamte Übung ohne Haltephase mit langsamen Bewegungen noch 3–5mal.

● Atmen: In der dynamischen Wiederholungsphase atmen Sie bei der Streckung ein und in der Ausgangshaltung aus.

## Übungsprogramm 7: Die Muskeln dehnen

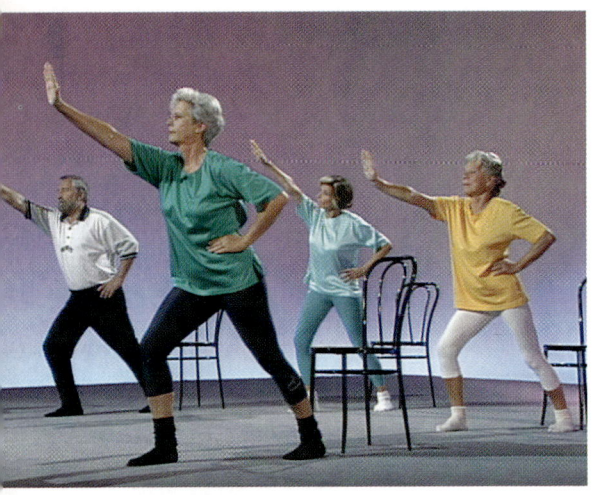

Übungsvariante:
- beugen Sie das rechte Knie
- strecken Sie den rechten Arm nach vorne schräg oben aus
- setzen Sie das linke Bein einen Schritt nach hinten auf; die Position halten
- kehren Sie in die Ausgangsposition zurück
- beugen Sie das linke Knie
- wiederholen Sie die Streckung mit dem linken Arm und dem rechten Bein

- Anschließend wiederholen Sie die gesamte Übung ohne Haltephase mit langsamen Bewegungen und mit der obigen Atemempfehlung noch 3–5mal. Vergessen Sie nicht, sich danach zu entspannen!

Übungsprogramm 7: Die Muskeln dehnen

## Wir dehnen die Taille

### Übung 2: Taillendehnung

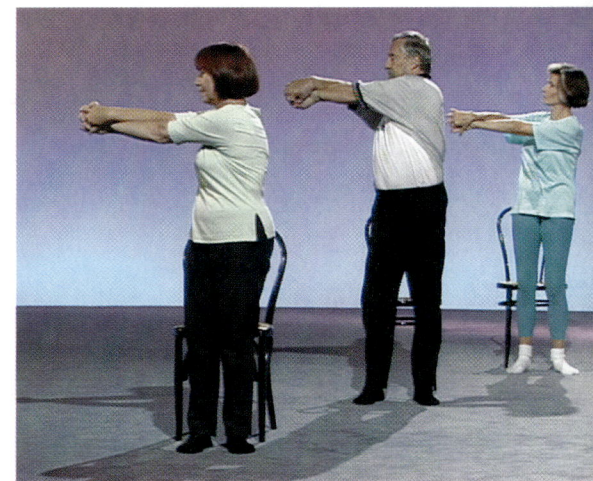

- Ausgangshaltung: Stand, Beine sind hüftbreit geöffnet
- strecken Sie die Arme in Schulterhöhe nach vorne aus
- überkreuzen Sie Ihre Arme, so daß Sie die Hände falten können, entspannen Sie Ihre Schultern
- drehen Sie Ihren aufgerichteten Oberkörper und Kopf langsam nach rechts; die Füße bleiben fest am Boden
- halten Sie die Position
- langsam in die Ausgangshaltung zurückkehren
- wiederholen Sie die langsame Oberkörperdrehung zur linken Seite, und halten Sie die Spannung
- anschließend wiederholen Sie die Drehung in dynamischer Form ohne Haltephase noch 3–5mal

● Atmen: Atmen Sie in der Ausgangsposition ein, atmen Sie während der Drehung aus.

▶ Lassen Sie sich Zeit zum Entspannen und um Körperempfindungen wahrzunehmen, z.B. »Welche Seite war leichter?«.

### Übungsprogramm 7: Die Muskeln dehnen

## Wir dehnen die Schulter- und Nackenmuskulatur

### Übung 3: Schulterdehnung = Eule

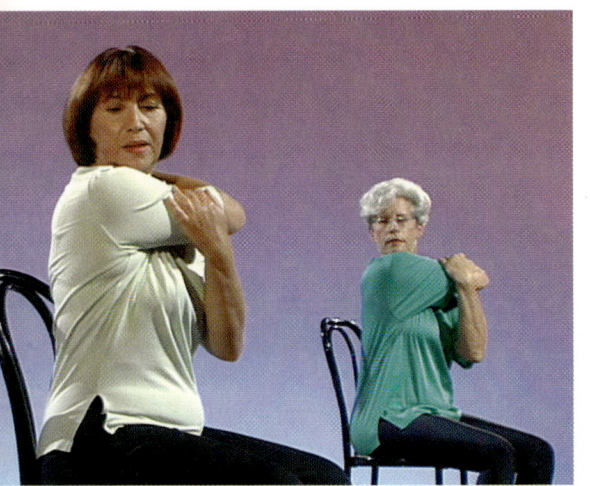

- Ausgangsposition: aufrechter Sitz, Beine hüftbreit aufgestellt
- strecken Sie den rechten Arm nach vorne in Schulterhöhe aus
- beugen Sie den rechten Ellenbogen, und legen Sie die rechte Hand auf die linke Schulter
- umfassen Sie mit der linken Hand Ihren rechten Oberarm und drücken ihn sanft weiter in Richtung Schulter; bleiben Sie kurz in dieser Haltung
- drehen Sie nun Ihren Kopf zur rechten Seite, dabei das Kinn an den Hals ziehen, ohne den Kopf zu beugen; halten Sie die Dehnung 5–10 Sekunden
- beenden Sie langsam diese Haltung, und wiederholen Sie danach die gesamte Übung mit dem linken Arm

• Atmen: Atmen Sie ruhig und ganz natürlich weiter.

▶ Entspannen Sie sich anschließend, und achten Sie auf Körperempfindungen.

## Übungsprogramm 7: Die Muskeln dehnen

### Übung 4: Rückendehnung

- Ausgangshaltung: Sitz, Beine sind hüftbreit aufgestellt
- führen Sie Ihre Arme hinter die Stuhllehne, und falten Sie die Hände
- versuchen Sie Ihre Arme etwas anzuheben; achten Sie dabei auf Ihre Bewegungsgrenze
- senken Sie Ihren Kopf auf die Brust, so dehnen Sie nun auch den Nacken
- halten Sie die Position 5–10 Sekunden, dabei ruhig weiteratmen
- lösen Sie sich langsam aus dieser Haltung, und entspannen Sie sich danach

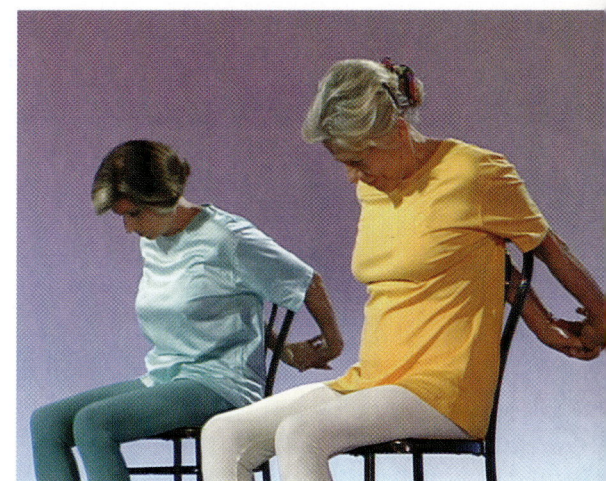

▶ Übungsvariante mit dynamischer Phase
- die Arme nach hinten führen, und die Hände falten
- in einer Minibewegung wippen Sie dann Ihre Arme ca. 20–30mal auf und ab
- lassen Sie sich danach Zeit für die Entspannung und Körperwahrnehmung

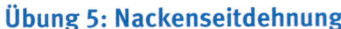

## Übungsprogramm 7: Die Muskeln dehnen

### Übung 5: Nackenseitdehnung

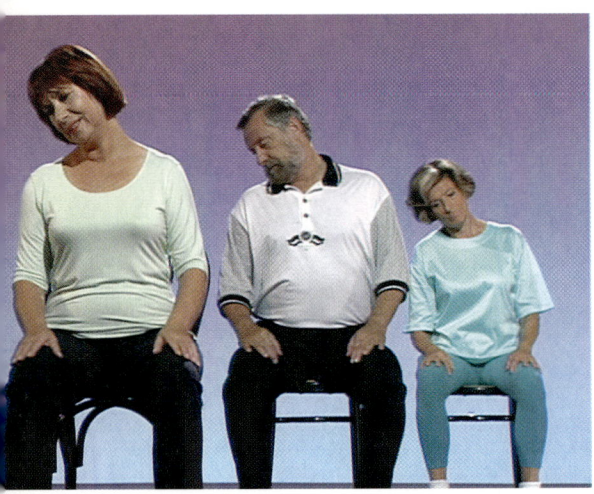

Besonders gut lassen sich die Nackenseiten dehnen, wenn der Kopf das Gewicht verlagert
- Ausgangshaltung: aufrechter Sitz
- richten Sie Ihren Brustkorb auf
- beugen Sie Ihren Kopf zur Brust
- rollen Sie Ihren Kopf zur rechten Schulter und versuchen Sie, Ihren Kopf in Richtung Schulter zu dehnen; halten Sie diese Position 5–10 Sekunden, ohne die Schultern hochzuziehen; ganz natürlich und ruhig weiteratmen!
- rollen Sie Ihren Kopf wieder nach vorn und nach links; versuchen Sie, Ihren Kopf auf die linke Schulter zu legen; halten Sie die Dehnung 5–10 Sekunden lang
- dynamische Phase: Rollen Sie Ihren Kopf in langsamen, fließenden Bewegungen nach rechts und links

● Atmen: Atmen Sie mit gesenktem Kopf ein, bei der Seitbewegung atmen Sie aus.

▶ Halten Sie Ihren Oberkörper aufgerichtet. Achten Sie darauf, die Schultern entspannt zu halten, d.h. sie sollen leicht nach hinten und unten fallen.

● Übungsprogramm 7: Die Muskeln dehnen

### Übung 6: Drehung der Halswirbelsäule

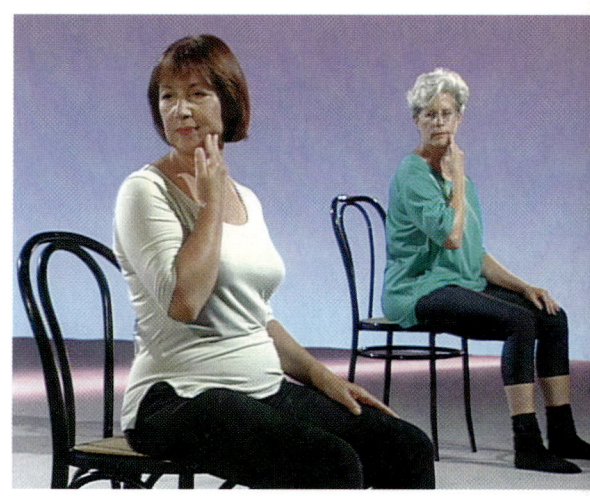

Eine sanfte Drehbewegung löst noch vorhandene Muskelspannungen
- Ausgangshaltung: aufrechter Sitz
- legen Sie die Finger Ihrer rechten Hand auf Ihre linke Wange
- drehen Sie Ihren Kopf langsam zur rechten Seite; halten Sie Ihr Kinn dicht an den Hals gezogen, ohne den Kopf zu beugen; die Position 5–10 Sekunden halten; entspannen Sie dabei die Schultern
- drehen Sie Ihren Kopf in stolzer Haltung wieder in die Ausgangsposition
- legen Sie nun Ihre linken Finger auf Ihre rechte Wange
- drehen Sie Ihren Kopf nun zur linken Seite und halten die Position 5–10 Sekunden bei ruhiger Atmung
- dynamische Phase: Ohne die Finger auf die Wange zu legen, wiederholen Sie die Kopfseitdrehung noch 5–10mal in langsamen Bewegungen

● Atmen: Atmen Sie in der Ausgangsposition ein, in der Seitdrehung aus.

▶ Denken Sie daran: Ohne Entspannungsphase würden wir schnell ins Ungleichgewicht geraten. Entspannen Sie sich!

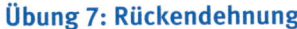
## Übungsprogramm 7: Die Muskeln dehnen

### Übung 7: Rückendehnung

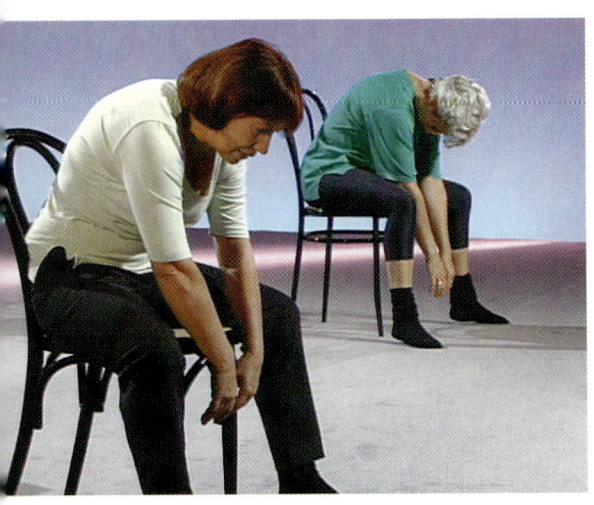

- Ausgangshaltung: aufrechter Sitz, Beine sind hüftbreit aufgestellt
- lassen Sie Ihren Kopf zur Brust fallen
- Oberkörper nach vorne sinken lassen; der Rücken wird dabei ganz rund
- rollen Sie Ihre Wirbelsäule von unten nach oben wieder auf – strecken Sie sich so, als würde Ihre Wirbelsäule zum Kopf herauswachsen
- drücken Sie dabei Ihren Rücken besonders im Lendenwirbelsäulenbereich fest an die Lehne
- halten Sie die Streckposition 5–10 Sekunden bei ruhiger Atmung, danach entspannen Sie sich
- dynamische Phase: Kopf und Oberkörper im langsamen Wechsel sinken lassen und wieder zur Streckhaltung aufrichten. Wiederholen Sie diese Übung insgesamt 5mal

● Atmen: Atmen Sie in dieser Reihenfolge: Aufrichten – einatmen – senken – ausatmen

▶ Anschließend ruhen Sie sich aus und stellen sich schon auf die folgende Entspannungsphase ein.

## Entspannt und doch voller Energie sein

Wer möchte das nicht! Doch wir wissen, daß dieser Zustand nicht alltäglich ist, und wenn wir uns einmal in dieser glücklichen Situation befinden, dauert sie leider nicht allzu lange an. Diese Stimmungslage ist jedoch das Ziel aller Körpermethoden, die das Grundprinzip des Lebens von Spannung und Entspannung besonders beachten. Es geht also um das Spannungsgleichgewicht, das zugleich auch unser Wohlgefühl beeinflußt. Halten wir uns an dieses Übungsprinzip, wechselnde Anspannung und Entspannung, dann nähern wir uns dem Ziel »Entspannt und doch voller Energie sein«. Dazu gehört eine feine Körperwahrnehmung, und deshalb bitte ich Sie, immer wieder auf Ihre Empfindungen zu achten und Ihre Gefühle wahrzunehmen. Wir können nur dann etwas verändern, wenn es uns bewußt wird. So drücken sich durch unsere Empfindungen und Gefühle Botschaften unseres Körpers aus, die uns zu einer Verarbeitung von Konflikten auffordern wollen.

In der nun nachfolgenden Entspannungsphase lade ich Sie ein, die verschiedenen Lebensebenen unseres körperlichen und seelischen Daseins bewußter zu betrachten, d.h. wahrzunehmen, was jetzt ist und in Ihnen vorgeht.

### Entspannungsübung

Lehnen Sie sich bequem zurück. Entspannen Sie Ihre Schultern, und lassen Sie Ihre Arme locker hängen. Legen Sie Ihre Hände gesammelt in den Schoß. Entspannen Sie Ihr Gesicht, lächeln Sie, und stellen Sie sich nun auf Ruhe ein.
- Die erste Wahrnehmungsebene ist Ihre Körperstruktur und Ihre Muskulatur. Wie fühlen Sie sich hier? Gehen Sie gedanklich die Beine, Gesäß, Bauch, Rücken, Schultern, Arme, Nacken und Kopf durch. Haben Sie Geduld, Ihre Empfindungen sagen Ihnen, worauf Sie achten sollen.
- Die zweite Wahrnehmungsebene offenbart Ihnen, ob Ihre Zirkulationswege einen freien Durchfluß haben. Spüren Sie nach: Prickelt es in den Fingerkuppen und in Ihren Zehen? Sind Ihre Glieder warm? Können Sie ein inneres Strömen wahrnehmen? Diese Empfindungen zeigen eine gute Durchblutung an, auch Ihre Körperenergien können frei fließen.

## Übungsprogramm 7: Die Muskeln dehnen

- Die dritte Wahrnehmungsebene läßt ahnen, wie ausgeglichen es in Ihrem vegetativen Lebensbereich aussieht. Ihre Atmung zeigt Ihnen sehr deutlich, ob Ihr Körper noch unter unbewältigtem Streß leidet oder ob Sie ihn abgebaut haben. Ruhig und gleichmäßig atmen Sie nur, wenn Sie entspannt sind.
- Die vierte Wahrnehmungsebene betrifft Ihre Empfindungen und Gefühle. Fühlen Sie sich wohl? Lassen Sie sich Zeit zur Wahrnehmung. Fühlen Sie sich in einem Bereich unwohl, dann bleiben Sie aufmerksam dort und betrachten ihn liebevoll – wie eine Mutter, die sich nach dem Befinden ihres Kindes erkundigt.
- Die fünfte Wahrnehmungsebene besteht aus unseren Gedanken über uns selbst und über das Leben, aus unseren Einstellungen, Meinungen und woran wir glauben. Werden Sie sich Ihrer Gedanken bewußt, indem Sie sich manchmal ganz spontan fragen: »Woran denkst du gerade, und warum denkst du so darüber?« und fragen Sie sich, ob Sie nicht auch anders denken könnten. Es gibt immer mehr als nur eine Möglichkeit, die Dinge zu betrachten. Niemand vermag uns daran zu hindern, positiver über uns selbst und über das Leben zu denken, außer wir selbst.

## Tips für den Alltag

Zum Schluß möchte ich Ihnen noch ein paar recht ungewöhnliche Dehnübungen zeigen, die sich sehr leicht in den Alltag integrieren lassen. Sehr effektiv für Unterarme und Handgelenke sind die folgenden Übungen.

### Übung 1: Dehnung der Handbeuger

- Ausgangshaltung: Sitz oder Stand
- strecken Sie den rechten Arm aus, die Handfläche zeigt dabei nach oben
- umgreifen Sie mit der linken Hand die rechte Handinnenfläche, und drücken Sie fest gegen die rechte Hand, die rechte Hand drückt dagegen; diese Position 5–10 Sekunden halten
- biegen Sie nun mit der linken Hand die rechte Hand nach unten Richtung Handrücken, noch ein wenig nachdehnen (ca. 5 Sekunden), danach entspannen Sie Ihre Hände
- wiederholen Sie diese Übung mit dem linken Arm

### Übung 2: Dehnung der Handstrecker

- Ausgangshaltung: Sitz oder Stand
- strecken Sie Ihren rechten Arm aus, die Handfläche zeigt dabei nach unten
- umgreifen Sie mit der linken Hand den rechten Handrücken, und drücken Sie die rechte Hand nach unten; die rechte Hand erzeugt Gegendruck; die Position 5–10 Sekunden halten
- biegen Sie anschließend die Hand langsam nach unten – Richtung Handinnenfläche! Vorsichtig nachdehnen (ca. 5 Sekunden), danach entspannen Sie Ihre Hände
- wiederholen Sie diese Übung mit dem linken Arm

● Atmen: Atmen wir auch bei Spannungszuständen bewußt ruhig, natürlich weiter, bleiben wir weitgehend streßfrei!

### Übungsprogramm 7: Die Muskeln dehnen

## Nun folgen zwei Übungen für die Oberschenkel

### Übung 1: Dehnung des Oberschenkelstreckers

- Ausgangshaltung: Stand oder Sitz (seitlich an der Stuhlkante), beim Stehen an der Wand abstützen
- winkeln Sie Ihren rechten Unterschenkel nach hinten ab
- umgreifen Sie mit Ihrer rechten Hand das Fußgelenk
- dehnen Sie die Ferse, dabei den Fuß nach unten abwinkeln
- drücken Sie Ihren Fuß gegen die Hand nach unten; halten Sie die Position 5–10 Sekunden
- ziehen Sie anschließend Ihren Fuß langsam in Richtung Gesäß; langsam dehnen, auf Schmerzgrenzen achten
- entspannen Sie sich anschließend, und wiederholen Sie diese Übung mit dem linken Bein

▶ Achten Sie auf Ihren ruhigen und ganz natürlichen Atemfluß.

### Übung 2: Dehnung des Oberschenkelanziehers

- Ausgangshaltung: Stand an der Wand, Beine sind schulterbreit gegrätscht
- Stützen Sie sich an der Wand ab
- Verlagern Sie Ihr Gewicht auf das rechte Bein; beugen Sie dabei Ihr Knie, bis an der Innenseite des gestreckten linken Beines die Dehnung spürbar wird (evtl. die Schrittstellung vergrößern)
- das linke Bein drückt dabei zum Boden
- die Position 5–10 Sekunden halten
- anschließend verlagern Sie Ihr Gewicht noch weiter auf das gebeugte Bein; diese Position ca. 5 Sekunden halten
- entspannen Sie anschließend Ihre Beine; ruhen Sie aus, bevor Sie diese Übung mit dem linken Bein wiederholen

# Übungsprogramm 8:
# Ein kleines Fitneßtraining

Mit einer guten Ausdauerleistungsfähigkeit geht eine ökonomische Herz- und Kreislauftätigkeit einher. Im einzelnen bedeutet das eine verbesserte Sauerstofftransportkapazität, veränderte Blutfette, die Erhöhung des Schlagvolumens bei Abnahme der Herzfrequenz in Ruhe und bei Belastung, d.h. das Herz schlägt ruhiger, stößt aber mit jeder Pumpbewegung mehr Blut in den Kreislauf. Das Alltagsverhalten wird allgemein aktiver, und die Stimmung des Wohlbefindens hält länger an. Dazu kommt, daß die verbesserte Durchblutung Schwindelattacken verringern hilft, und auf diese Weise verringert sich auch die Gefahr von Stürzen.

Ausdauersportarten wie Schwimmen, Radfahren, Joggen oder Wandern und Gymnastik gehören zusammen. Dabei gilt das Motto: mäßig aber regelmäßig. Leicht ins Schwitzen dürfen Sie allerdings schon kommen, soll sich der erhoffte Trainingseffekt einstellen. Sind wir dann durch Training fit und flott geworden, läßt sich dieser Zustand nicht konservieren, sondern muß durch stetiges Training gehalten werden. Nun denken Sie bei unserem Trainingsprogramm nicht gleich daran, demnächst schwitzend und schnaufend ein tägliches Ausdauertraining absolvieren zu müssen; wir wollen langsam beginnen. Macht es Ihnen jedoch Spaß, Ihre Ausdauer, z.B. durch langsames Joggen, durch schnelles Gehen, Schwimmen oder auch Tanzen, zu steigern, dann sollten Sie sich ein Trainingsprogramm in einer dieser Disziplinen zusammenstellen. Ihre Belastung ist dann richtig dosiert, wenn Sie sich beim Training wohlfühlen und wenn die Pulsfrequenz am Ende der Trainingsbelastung nach der Faustregel 180 Schläge minus Lebensalter beträgt. Dies betrifft allerdings nur den weitgehend gesunden Menschen. Ist eine Erkrankung vorhanden, ist diese Faustregel nicht unbedingt richtig. Hier sollte erst nach Rücksprache mit dem Hausarzt, Internisten oder Sportarzt mit einem Ausdauertraining begonnen werden. Bei Herzerkrankungen und bei schon ausgeprägter Osteoporose kann ein solches Training gefährlich werden. Beim Herzerkrankten wird das Herz überbelastet, und bei Osteoporose besteht die Gefahr von Brüchen.

## Übungsprogramm 8: Ein kleines Fitneßtraining

**Mein Tip**

Wenn Sie sich für eine oder mehrere Sportarten entscheiden, sollten Sie sich in aller Ruhe mit ihr vertraut machen. Denken Sie an Ihre Schul- oder Studienzeit – welche Sportart hat Ihnen damals zugesagt? Der beste Weg, sich mit einer neuen Sportart vertraut zu machen, ist der Sportverein; bereits Erkrankte können über eine Selbsthilfegruppe »ihre Sportart« finden. Probieren Sie ruhig verschiedene Bewegungsarten aus. Doch vor allem: Bereiten Sie sich durch unser Programm erst einmal auf den Einstieg in die Fitneß vor.

● Übungsprogramm 8: Ein kleines Fitneßtraining

## Die Übungspraxis

Der rhythmische Wechsel von Be- und Entlastungsphasen, wie er in den nachfolgenden Übungen trainiert wird, fördert insbesondere den Stoffwechsel der Bandscheiben. Dies trägt dazu bei, daß die Funktion der Bandscheiben als natürliche Stoßdämpfer möglichst lange aufrechterhalten wird. Die Druckbelastungen bei einer vielleicht schon osteoporotisch veränderten Wirbelsäule werden dadurch entscheidend verringert.

### Übung 1: Walking

- wir beginnen mit einem schnellen Gehen auf der Stelle, zuerst langsam, dann schneller
- rollen Sie ganz bewußt Ihre Füße von der Fußspitze bis zur Ferse ab
- beginnen Sie mit 2 Minuten Trainingsdauer, später können es auch 3 Minuten sein
- atmen Sie ganz natürlich, und wenn Sie merken, daß Sie hastiger werden, atmen Sie mehrmals bewußt aus; Ihre Atmung reguliert sich dann und wird wieder ruhiger
- entspannen Sie sich nach der Übung

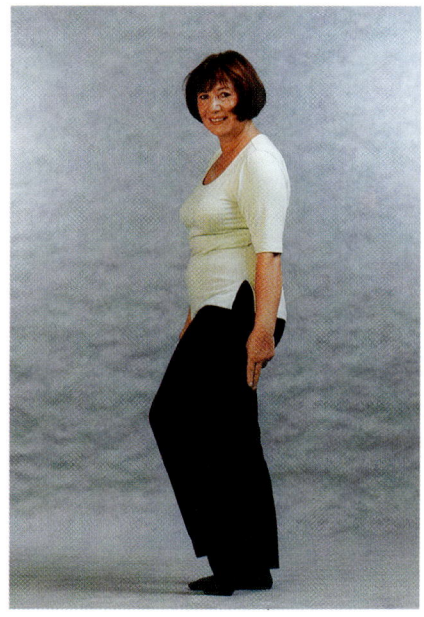

▶ Damit das Auf-der-Stelle-treten nicht langweilig wird, umrunden Sie die freistehenden Möbel in Ihrer Wohnung.

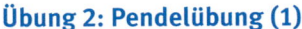

## Übungsprogramm 8: Ein kleines Fitneßtraining

### Übung 2: Pendelübung (1)

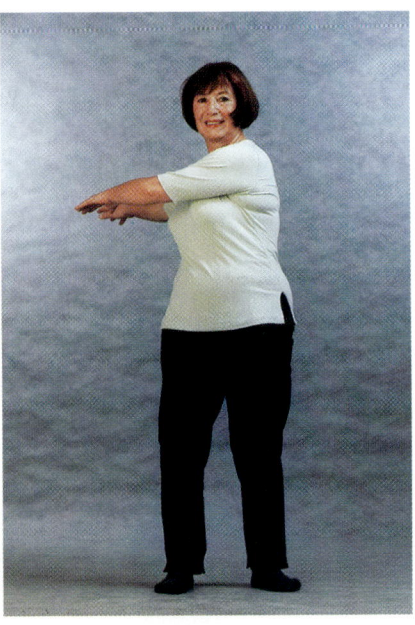

- Ausgangshaltung: Stand mit leicht gebeugten Knien
- bauen Sie Ihre Haltung auf, Füße und Beine sind fest mit dem Boden verbunden, das Becken ist aufgerichtet
- pendeln Sie mit Ihren Armen um den Körper, steigern Sie sich langsam bis zur Schulterhöhe, und reduzieren Sie dann wieder die Pendelbewegungen
- halten Sie dabei Ihre Füße fest am Boden
- wiederholen Sie das langsame Schwingen noch ca. 10mal

▶ Anschließend entspannen Sie sich.

## Übungsprogramm 8: Ein kleines Fitneßtraining

### Wir pendeln weiter, und kommen Sie in Schwung
### Übung 3: Pendelübung (2)

- Ausgangshaltung: Stand mit leicht gebeugten Knien
- pendeln Sie wie in der vorhergehenden Übung wieder mit Ihren Armen um Ihren Körper, schwingen Sie langsam höher
- beziehen Sie nun Ihre Füße in die Bewegung mit ein, d.h. heben Sie Ihre Fersen beim Seitwärtsschwingen ab: die linke Ferse, wenn Sie nach rechts schwingen, die rechte Ferse, wenn Sie nach links schwingen; dabei bewegt sich Ihr Kopf entgegengesetzt
- wiederholen Sie ca. 10mal diese Schwungbewegungen
- achten Sie darauf, wie Sie atmen; etwas schneller darf Ihre Atmung werden, nur nicht hastig
- machen Sie anschließend eine kurze Entspannungspause

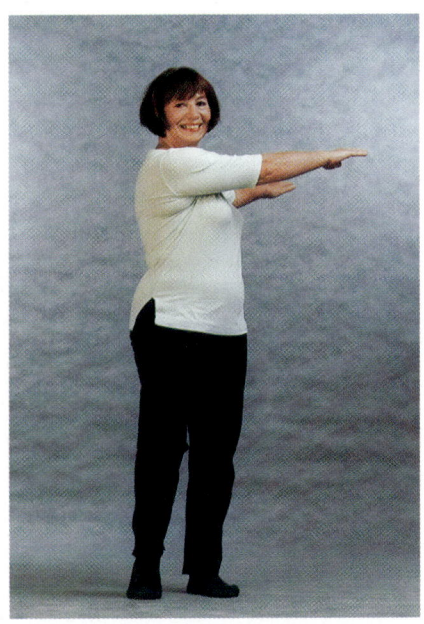

• Übungsprogramm 8: Ein kleines Fitneßtraining

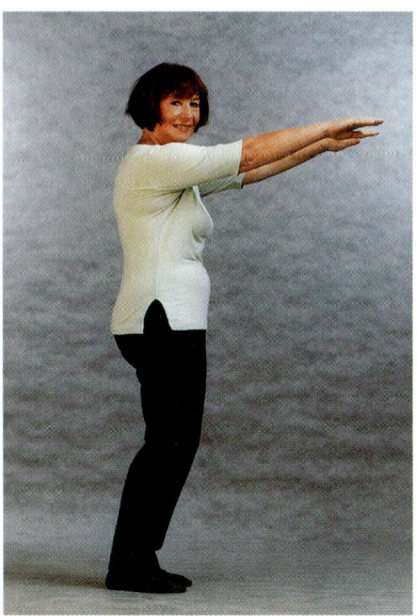

## Wir schwingen uns in Form

### Übung 4: Schwungübung (1)

- Ausgangshaltung: Stand mit leicht gebeugten Knien
- schwingen Sie Ihre Arme vor und zurück; 10mal wiederholen
- Ihre Füße bleiben fest mit dem Boden verbunden
- schwingen Sie wechselseitig weiter, d.h. den linken Arm vor, den rechten zurück
- beugen Sie Ihre Knie dabei etwas tiefer
- wiederholen Sie diese Übung ca. 10mal

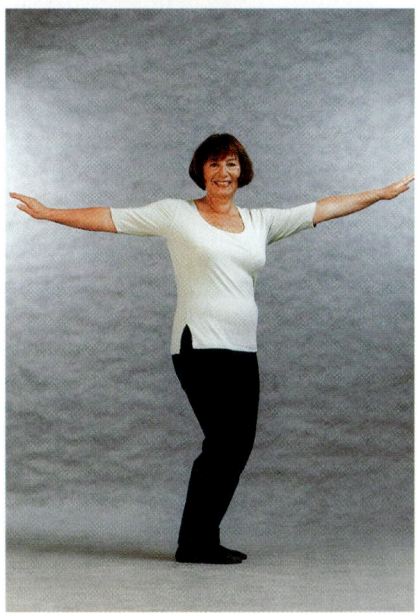

- **Übungsprogramm 8: Ein kleines Fitneßtraining**

### Übung 5: Schwungübung (2)

- Ausgangshaltung: Stand mit leicht gebeugten Knien
- schwingen Sie Ihre Arme vor dem Körper nach rechts und links, schauen Sie Ihren Armen dabei nach, und beugen Sie auch Ihre Knie tiefer
- wiederholen Sie diese Bewegung 10mal
- schwingen Sie nach rechts und nach links, kreisen Sie dann mit Ihren Armen vor Ihrem Körper rechtsherum
- wiederholen Sie das Schwingen und Kreisen noch 10mal
- Seitenwechsel: Schwingen und kreisen Sie linksherum

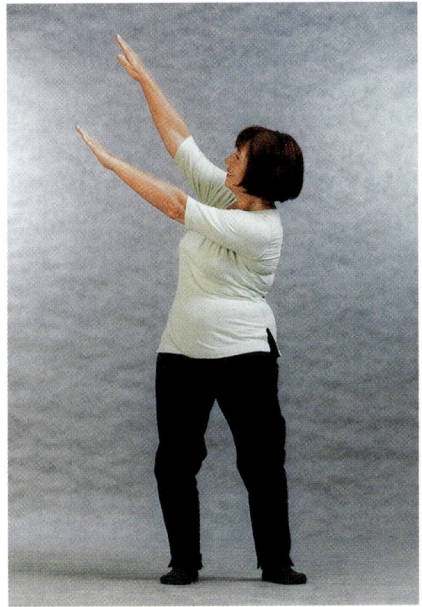

▶ Anschließend entspannen Sie sich und lassen sich Zeit für Empfindungen.

## Überkreuzhaltungen machen beweglich und fördern die Koordinationsfähigkeit

### Übung 6: Wir marschieren

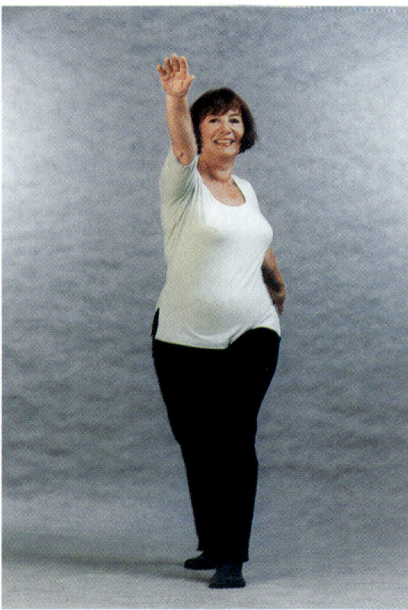

- Ausgangshaltung: Stand
- linken Fuß einen Schritt vorstellen
- rechten Arm nach vorn ausstrecken
- linken Arm nach hinten ausstrecken
- nehmen Sie wieder die Ausgangshaltung ein
- rechten Fuß einen Schritt vorstellen
- linken Arm nach vorn ausstrecken
- rechten Arm zurück
- Ausgangshaltung
- wiederholen Sie die Bewegungen zuerst langsam, danach schneller werdend bis zum flotten Marschieren
- Trainingsdauer: ca. $1^1/_2$ Minuten

▶ Entspannen Sie sich anschließend, kommen Sie zur Ruhe, bevor Sie mit einer neuen Übung beginnen.

## Übungsprogramm 8: Ein kleines Fitneßtraining

### Übung 7: Knie-Ellenbogen-Kuß

- Ausgangshaltung: Stand, evtl. die Stuhllehne als Hilfestellung
- heben Sie Ihr rechtes Knie hoch, und verbinden Sie das Knie mit dem rechten Ellenbogen
- wechseln Sie die Seiten
- halten Sie den Oberkörper möglichst gerade; achten Sie auf Ihre Bewegungsgrenzen
- atmen Sie während der Übung ruhig ganz natürlich weiter

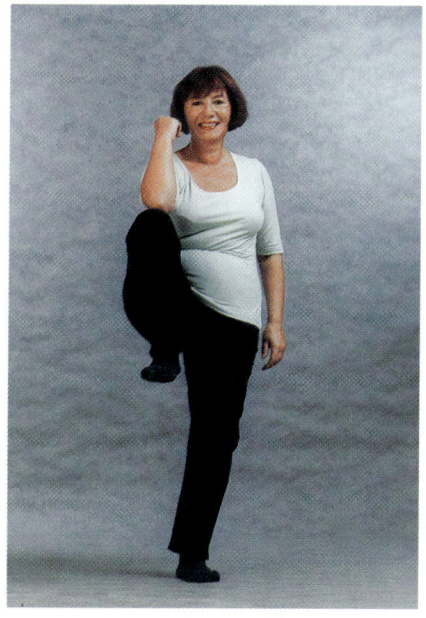

▶ Fehlen zur Verbindung von Knie und Ellenbogen einige Zentimeter, seien Sie nicht enttäuscht. »Üben macht den Meister«, erzwingen sollten Sie jedoch nichts.

# Übungsprogramm 8: Ein kleines Fitneßtraining

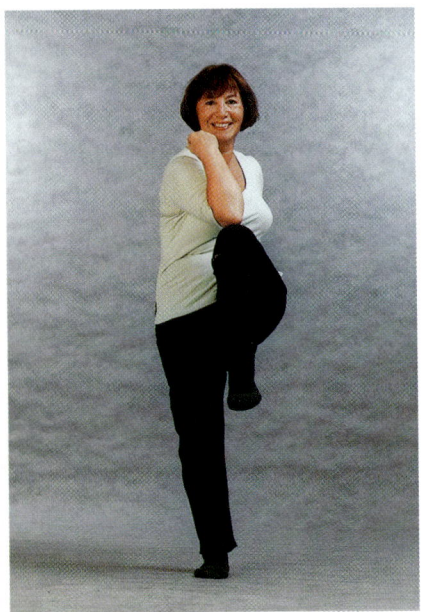

Variation: Verbinden Sie Ihr linkes Knie mit dem rechten Ellenbogen; wechseln Sie dann die Seiten. Üben Sie mit jeder Seite mindestens 5mal.

## Übungsprogramm 8: Ein kleines Fitneßtraining

### Überkreuzdrehung für eine schlanke Taille

**Übung 8:**

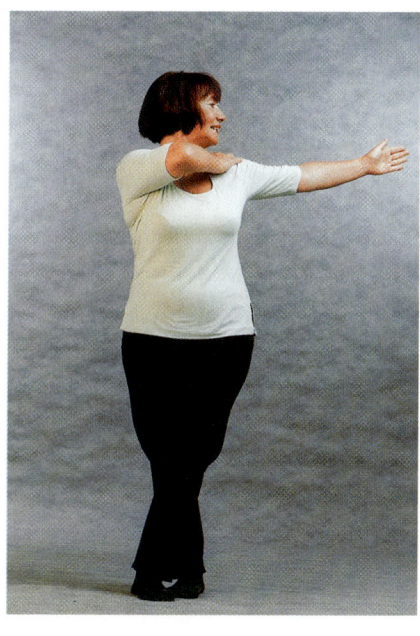

- Ausgangshaltung: Stand
- überkreuzen Sie mit dem linken Fuß den rechten Fuß, setzen Sie den rechten ganz auf den Boden
- strecken Sie den rechten Arm in Schulterhöhe nach vorn aus
- legen Sie die rechte Hand auf die linke Schulter
- entspannen Sie Ihre Schultern
- drehen Sie dann den Oberkörper weit nach rechts; die Füße dabei fest am Boden halten, Gesäßmuskel fest anspannen
- bleiben Sie 5–10 Sekunden in dieser Position
- kehren Sie danach in die Ausgangshaltung zurück
- Fuß- und Armstellung beibehalten, und den Oberkörper weit nach links drehen – Position halten – und zurückdrehen
- wechseln Sie die Fuß- und Armstellung, und wiederholen Sie die Drehung mit den Haltephasen
- dynamische Phase: wiederholen Sie die Drehung nach rechts und links ca. 10mal mit entsprechender Fuß- und Armhaltung im Wechsel
- atmen Sie bei der Seitdrehung aus, in der Ausgangshaltung ein

▶ Nach der Übung lassen Sie Ihrem Körper Zeit, sich mitzuteilen, z.B. welche Seite leichter fiel.

● **Übungsprogramm 8: Ein kleines Fitneßtraining**

### Übung 9: durch Anspannung zur Entspannung

Damit sich unser Körper besonders gut entspannen kann, bereiten wir ihn durch eine Anspannung des ganzen Körpers vor.
- Ausgangshaltung: Sitz auf einem Stuhl
- legen Sie die Hände übereinander an den Hinterkopf, nehmen Sie die Ellenbogen zurück
- den Brustkorb anheben und gut weiten
- nun die Wirbelsäule so fest wie möglich an die Stuhllehne drücken
- dabei ziehen Sie den Bauch ein
- atmen Sie ruhig weiter
- drücken Sie mit den Füßen zum Boden und halten die Spannung
- entspannen Sie sich
- legen Sie die Hände locker in den Schoß; halten Sie den Brustkorb weiterhin aufrecht, und lehnen Sie den Rücken bequem an die Stuhllehne
- nun können wir ausruhen und entspannen

## Genießen Sie ein paar Minuten der Ruhe

Wir alle haben die Fähigkeit, uns zu entspannen, auch ohne uns vorher besonders anstrengen zu müssen. Nur so können wir den alltäglichen Streß aushalten. Richtige Entspannung macht uns wieder fit für den Alltag.

Stellen Sie sich vor, Sie könnten sich an sich selbst anlehnen – einfach zurücklehnen und Halt bei sich selbst finden. Wir verbinden tatsächlich in unserer Vorstellung die Körpervorderseite mit Tätigkeit; sie ist die aktive Seite, die dem Alltag zugewandt ist. Die Rückseite ist die stabile Seite, die uns Halt gibt und Rückgrat verleiht.

**Nehmen wir uns Zeit für eine Entspannungsübung**

- lassen Sie die Arme entspannt und locker herabhängen
- spüren Sie, wie schwer und warm sie sind?; schwer und warm hängen die Arme herab; lassen Sie sich ganz auf dieses Gefühl ein
- auch Ihre Atmung fließt nun ruhig und gleichmäßig
- erspüren Sie die ruhige Bewegung Ihres Atems; versuchen Sie, das Gefühl der Ruhe zu erspüren, nehmen Sie wahr, wie sich Ruhe in Ihrem Körper ausbreitet
- Sie können dieses Ruhigsein spüren, wenn Sie sich nur beobachten und nichts tun wollen; Ruhe wird dann erlebbar
- wie fühlt sich Ihre Ruhe an?; lassen Sie sich Zeit, um sie zu genießen

- **Übungsprogramm 8: Ein kleines Fitneßtraining**

## Fitneßtips für zwischendurch

Hüpfen Sie ab und zu auf der Stelle, das bringt den Kreislauf in Schwung und sorgt für mehr Sauerstoff. Doch sollte das Hüpfen für Sie angenehm sein. Gerade wenn wir älter sind und Kinder geboren haben, leiden wir Frauen häufig unter Organsenkungen im Unterleib. Hüpfen und Springen ist dann mit unangenehmem Nässen verbunden. Deshalb probieren Sie aus, was Ihnen bekommt.

Beispiele:
- Am Anfang können es auch einfache Schritte auf der Stelle sein, bei denen Sie nur Ihre Knie höher anheben.
- Falls Sie ein Fußbänkchen haben: Steigen Sie auf das Fußbänkchen und wieder herab; werden Sie kreativ, und probieren Sie eigene Schrittfolgen aus.
- Nehmen Sie eine breite Schrittstellung ein; verlagern Sie dann das Gewicht abwechselnd auf das rechte oder linke Bein, dabei das Knie beugen; steigern Sie den Schwierigkeitsgrad, indem Sie von einem Bein auf das andere springen – sanft und langsam!
- Stellen Sie ein Bein einen großen Schritt vor; verlagern Sie nun Ihr Gewicht auf das vordere Bein, Knie dabei beugen.
- Anschließend das Gewicht auf das hintere Bein legen, Knie beugen; Seitenwechsel; steigern Sie langsam das Tempo beim Seitenwechsel bis hin zum sanften Springen.
- Zeitdauer des Trainings: Beginnen Sie mit 1 Minute; steigern Sie sich dann langsam auf Ihr eigenes Maß, bei dem Sie sich wohlfühlen.

▶ Denken Sie daran, jedes Übertreiben schadet.

Wenn Ihnen nun noch aus unseren vorhergehenden Programmen Dehnübungen einfallen – sie passen hervorragend zu Ausdauerübungen. Entspannen Sie sich anschließend. Kraft und Ausdauer läßt sich nicht von heute auf morgen erreichen, und schon gar nicht, wenn wir älter als 50 Jahre sind. Wer nur die Rast liebt, setzt Rost an, und das macht unbeweglich, unzufrieden und leistungsschwach. Und ich glaube, das wollen wir alle nicht sein.

# Wege zu Entspannung und Wohlbefinden

»Ich selbst bin es also, die sich das Leben so schwer macht, und ich selbst kann dies auch nur verändern. Ich weiß jetzt, daß ich etwas tun und meine Gefühle beeinflussen kann«, sagte mir eine Frau, die an einem meiner Seminare teilgenommen hatte.

»Dieses Gefühl fast ohnmächtiger Hilflosigkeit habe ich seit dem Seminar nie wieder gehabt«, schrieb mir ein mittlerer Angestellter einer großen Firma, der sich in einer wirklich schwierigen Situation befand und bereits Anzeichen einer höchst problematischen psychosomatischen Erkrankung aufwies.

Eine Frau mit Depressionen äußerte sich so: »Ich weiß nun, daß es nichts nützt, auf gute Dinge zu warten. Ich selbst muß aktiv werden, dann kommen sie auf mich zu.«

Ein junger Mann meinte vor einer wichtigen Prüfung: »Ich habe erfahren, daß selbst *eine* Minute gezielte Entspannung mir schon hilft, mich wieder konzentrieren zu können.«

Ein älterer Mann, dem das Entspannen und Nach-Innen-Horchen große Schwierigkeiten bereitete, schrieb mir: »Mir ist klar geworden, daß ich mein gefühlsmäßiges Leben bestimmen kann, wenn ich weiß, was ich wirklich denke. Inzwischen horche ich jeden Tag einmal in mich hinein, um mir meiner Emotionen und der darunterliegenden Einstellungen bewußt zu werden und um sie dann gegebenenfalls zu verändern. Nach Jahren des »Aushaltens« vieler seelischer Tiefs habe ich nun die Verantwortung für mein Schicksal und meine Gesundheit selbst übernommen.«

Erst diese Einsicht, daß wir es selbst sind, die sich Ärger, Streß und körperlich-seelisches Unwohlsein zufügen, fördert in uns die Bereitschaft, Entspannungsmethoden, andere Sichtweisen, Bewertungen und neues Verhalten zu erlernen. Die enorme Erkenntnis, daß es nicht Ereignisse oder Personen sind, die den Ärger, die Angst, den Streß erzeugen, sondern daß dies von unserer eigenen Sichtweise und Bewertung abhängt, ist dann auch oft der Schlüssel dazu, mehr für sich selbst zu tun, sozusagen aktiv zu werden (»vom Opfer zum Täter«).

## Wege zu Entspannung und Wohlbefinden

Es gibt immer noch viele Menschen, die sich fragen: »Ob ich wirklich durch Entspannungstraining meine Gereiztheit und spannungsgeladene Unruhe verlieren oder Schmerzen und andere Beschwerden reduzieren, vielleicht sogar loswerden kann? In schwierigen Situationen habe ich gar keine Zeit, daran zu denken, da hilft mir sowieso nichts.« Wir wissen, daß in angstbesetzten, bedrohlichen Situationen durch die Aktivierung des sympathischen Nervensystems Muskelverspannungen, Veränderungen der Atmung, des Herzschlags und des Blutdrucks sowie Hormonausschüttungen erfolgen.

Wenn wir nun durch gezieltes Entspannungstraining einen dieser Körpervorgänge verändern, z.B. indem wir die Muskulatur entspannen oder die Atmung regulieren, dann beruhigen sich alle übrigen Körpervorgänge auch wieder. Herzschlag, Puls, Blutdruck und auch die Hormonausschüttungen normalisieren sich. Wir haben also einen äußeren Zugriff auf das vegetative Nervensystem, d.h. wir können durch Entspannung diesen Zweig unseres Nervenkostüms beruhigen und sämtliche körperlichen Folgebeeinträchtigungen reduzieren oder sogar aufheben. Damit ändert sich auch die seelische Verfassung, wir werden einfach ruhiger, entspannter und gelassener. Und wenn wir entspannt sind, gibt es weder Angst noch Streß. Nach einer Entspannungsübung veranlasse ich die Teilnehmer meiner Seminare, sich doch einmal eine belastende Situation vorzustellen. Die meisten sagen: »Wenn ich entspannt bin, kann ich mir gar nicht vorstellen, was Streß ist, geschweige denn, die Belastung fühlen.«

# Stellen Sie sich auf Entspannung ein

Alles, was uns zufrieden macht, hat eine entspannende Wirkung: musikhören, lesen, spazierengehen, baden, träumen, »sich gehenlassen«, mal ganz bewußt Zeit vertrödeln ...

Aktive Methoden der Entspannung sind gezielt darauf ausgerichtet, auch in Krisenzeiten, z.B. bei Krankheiten oder Schicksalsschlägen, belastbarer zu werden und mit mehr Ruhe und Gelassenheit den veränderten Siutationen zu begegnen. Systematische Entspannungsmethoden beruhen auf wissenschaftlichen Erkenntnissen, setzen gezielt am Organismus an, senken das Spannungsniveau und tragen zum Abbau bereits bestehender psychosomatischer Beschwerden (Spannungskopfschmerz, Herz-Kreislauf-Störungen, nervöse Magen-Darm-Beschwerden) bei.

Besonders leicht erlernbar ist die Muskelrelaxation, auch Progressive Muskelentspannung nach Jacobson genannt. Das wesentliche Prinzip dieser Methode ist das intensive Anspannen der Muskeln, um die anschließende Entspannung bewußt wahrnehmen zu können. Um eine tiefe Entspannung zu erreichen, ist es nötig, daß diese einzelnen Spannungszustände erkannt und unterschieden werden. Erhöhen wir nun willentlich die Muskelkonzentration und beobachten die dabei auftretenden Spannungsveränderungen, so bleiben uns selbst feinere Unterschiede in der Muskelspannung nicht verborgen – dies selbstverständlich erst nach längerer Trainingszeit. Wir werden also aufmerksamer für körperliche Spannungszustände und können beginnende Verspannungen früher wahrnehmen und mit Entspannung darauf reagieren.

Schrittweises Vorgehen erleichtert das Erlernen der Methode. Da es leichter ist, sich auf einzelne Bereiche zu konzentrieren, als den gesamten Körper unter gleichmäßiger Beobachtung zu haben, werden nacheinander einzelne Muskelgruppen angespannt und wieder entspannt. Dabei müssen Sie eigentlich nichts Neues lernen. Wir spannen unsere Muskeln permanent in vielfacher Hinsicht an. Wir sind also im Gebrauch unserer Muskeln erfahren. Nur beobachten wir bei der Muskelrelaxation mehr das Gegenteil von Anspannung und Kontraktion, nämlich die Entspannung. Bereits nach einmaligem Üben werden Sie wissen, wie sich entspannte Muskeln anfühlen. Allerdings ist auch hier – wie bei allem, was wir erlernen möchten – regelmäßiges Training die Hauptvoraussetzung für den Erfolg.

## Aktives Entspannen durch Tiefmuskelentspannung (Muskelrelaxation)

Ziel des aktiven Entspannens ist, Spannungszustände in der Muskulatur zu lokalisieren und sie durch bewußtes Entspannen zu lösen. Die Muskeln des Körpers werden in einer bestimmten Reihenfolge nacheinander angespannt und wieder entspannt.

### Ausführung:
Sie liegen in der Rückenlage. Den Kopf können Sie mit einem kleinen Kissen unterpolstern. Wenn Sie diese Übung tagsüber durchführen, decken Sie sich dabei leicht zu. Gönnen Sie sich im Anschluß an diese Übung noch ein paar Minuten Besinnung oder Schlaf.

### Empfehlung:
Lesen Sie sich die Übung vorher durch, und führen Sie sie anschließend aus, oder Sie sprechen sie sich auf ein Band. Folgende Anweisung gilt für alle Haltephasen: Beginnen Sie langsam mit der Anspannung, dann die Spannung steigern. Halten Sie die Anspannung 10 bis 15 Sekunden lang, und beobachten Sie, wie sie sich ausbreitet. Atmen Sie dabei ruhig und gleichmäßig weiter. Entspannen Sie sich langsam, und werden Sie sich der einzelnen Lösungsphasen bewußt.

- Wir beginnen mit den Füßen. Drücken Sie Ihre Füße wie eine Spitzentänzerin nach vorne und nach unten (die Spannung halten und dann entspannen).
- Winkeln Sie Ihre Füße im Fußgelenk nach oben ab. Dehnen Sie Ihre Fersen; dabei ziehen Sie Ihre Zehenspitzen in Richtung Kopf (die Spannung halten und dann entspannen).
- Drücken Sie Ihre Lendenwirbelsäule fest an die Unterlage (die Spannung halten und dann entspannen).
- Ballen Sie die Fäuste (die Spannung halten und dann entspannen).
- Spreizen Sie Ihre Finger (die Spannung halten und dann entspannen)
- Drücken Sie Ihre Handgelenke und Fingerkuppen auf die Unterlage. Atmen Sie dabei auf einen Zischlaut aus (Entspannung im Brustkorb). So erhalten Sie eine flache Rückenlage, die Sie beibehalten, während Sie einatmen (die Spannung halten und dann entspannen).
- Pressen Sie Ihre Schulterblätter kräftig zusammen (die Spannung halten und dann entspannen).

● **Aktives Entspannen durch Tiefmuskelentspannung**

- Ziehen Sie Ihre Schultern zu den Ohren hoch (die Spannung halten und dann entspannen).
- Atmen Sie nach dem Entspannen noch ein paarmal auf Zischlaute aus, bis die flache Rückenlage erreicht ist.

▶ Lassen Sie sich die Übung vorlesen, oder sprechen Sie sie auf eine Tonkassette.

## Gesichtsentspannnung

Besonders wichtig ist es, Ihr Gesicht zu entspannen. Unser Gesicht hält mehr oder weniger deutlich tieferliegende Spannungsprozesse fest. Deshalb ist die Gesichtsentspannung auch für zwischendurch von tief beruhigender Wirkung.

- Pressen Sie Ihre Lippen kräftig aufeinander (die Spannung halten), spüren Sie der Anspannung in Ihrer Auswirkung auf Kiefer, Hals, Nacken und Atmung nach. Spüren Sie beim Entspannen den einzelnen Lösungsphasen bewußt nach.
- Ziehen Sie Ihre Nase kraus, rümpfen Sie sie (die Spannung halten). Beim Entspannen die Lösungsphasen beobachten!
- Drücken Sie Ihre Augen fest zu (die Spannung halten). Beim Entspannen die Lösungsphasen beobachten!
- Ziehen Sie Ihre Stirn in Falten, runzeln Sie sie (die Spannung halten). Beim Entspannen die Lösungsphasen beobachten!
- Dehnen Sie Ihre Kopfhaut (die Spannung halten). Die Dehnungsphase kann in ihrer Auswirkung bis weit über den Rücken erspürt werden. Außerdem wird sich die Atembewegung in den Bauch verlagern (die Ruheatmung setzt ein). Entspannen Sie sich; mit freundlichem Gesichtsausdruck können Sie sich die Ruheatmung erhalten, dadurch vertieft sich die Entspannungsphase.
- Bleiben Sie noch einige Zeit in dieser angenehmen Entspannungslage. Folgen Sie Ihrer Atembewegung, und spüren Sie dem sanften Strömen durch die Nase nach.

▶ Am Abend ausgeführt, hat sich die Gesichtsentspannung als Einschlafhilfe bestens bewährt.

## Das Autogene Training

Eine bewährte Methode zur Selbstentspannung und zur positiven Beeinflussung von psychosomatischen Störungen ist das Autogene Training. Das Autogene Training ist eine von Prof. Dr. Johannes Heinrich Schultz entwickelte Selbstregulierung des Körpers durch konzentrative Übungen. Diese Methode stellt in der heutigen Zeit eine der wichtigsten Entspannungsmöglichkeiten dar. Auf autosuggestivem Weg (d.h. durch sich selbst erzeugt) werden dabei stufenweise sechs nacheinander zu lernende Konzentrationsübungen durchgeführt. Diese bewirken, daß durch einen Teil des vegetativen Nervensystems die Ruhe- und Erholungsphase herbeigeführt wird. Dies führt dann automatisch zu einer Beruhigung; der Organismus entspannt und alle Körpervorgänge normalisieren sich. Nach einer etwa dreimonatigen Lernphase sind die meisten Menschen in der Lage, sich mit Hilfe des Autogenen Trainings schnell und wirksam zu entspannen.

Im Gegensatz zu einigen anderen Methoden kann das Autogene Training ohne weiteres in Eigenregie erlernt werden, vorausgesetzt, es wird täglich geübt. Für die Lernphase ist es notwendig, sich an einen Ort zurückzuziehen, an dem man ungestört üben kann. Später sollte es so verinnerlicht sein, daß der Ort keine Rolle mehr spielt. Meinen Klinikpatienten sage ich immer wieder: Die volle Wirksamkeit des Autogenen Trainings können wir erkennen, wenn wir in schwierigen Situationen uns sozusagen selbst auf die Schulter klopfen und denken:»Ich bin und bleibe ganz ruhig und gelassen«, und damit in unserem Körper eine Ruhewelle auszulösen vermögen.

### Hinweise zur Übungspraxis

Probieren Sie statt der klassischen Haltung wie der Rückenlage oder der sogenannten »Droschkenkutscher-Sitzhaltung« (Sitzhaltung, Oberkörper vorgeneigt, Ellenbogen auf den Knien) auch andere Haltungen aus, in denen Sie sich entspannt fühlen. Ich empfehle die aufrechte Sitzhaltung oder die Rückenlage, weil ich sehr viel Wert auf eine freie Atementfaltung lege. Es versteht sich von selbst, daß Sie alle von außen kommenden Störungen vorher ausschalten müssen. Bevor ich Ihnen nun die einzelnen Einstellungsformeln vorstelle, möchte ich Sie darauf hinweisen, daß Ihre innere Bereitschaft zur Ruhe von großer Bedeutung für das

### Das Autogene Training

Gelingen des Autogenen Trainings ist. Wenn Sie sich zuerst auf Ruhe einstellen, schaffen Sie den gedanklichen und gefühlsmäßigen Nährboden für die Ruhepause des Körpers. Der Satz »Ich bin ganz ruhig« drückt dann ganz präzise aus, was wir in unserem Körper wünschen.

#### Zur Einstimmung
- »Ich stelle mich auf Ruhe ein«
- »Ich bin ganz ruhig«
  Wiederholen Sie dies selbst mindestens 3mal!

Lassen Sie diese Sätze in sich wirken und beobachten Sie sich dabei – nehmen Sie sich in Ihren Empfindungen wahr.

▶ Stellen Sie sich einen Ort der Ruhe vor, an den Sie sich nun zurückziehen können.

#### 1. Einstellungsformel: »Schwere«
Lenken Sie Ihre Aufmerksamkeit nacheinander auf Ihre Arme und Beine.
- »Meine Arme sind ganz schwer« – 3mal wiederholen.
- »Meine Beine sind ganz schwer« – 3mal wiederholen.

Nehmen Sie Ihre Empfindungen wahr, tun Sie sonst nichts, beobachten Sie sich nur.

Die Einstellung schließen Sie dann ab mit:
- »Mein ganzer Körper ist schwer« – 3mal wiederholen.
- »Alle Muskeln sind locker, ganz entspannt« – 3mal wiederholen.

Lassen Sie sich Zeit, um Ihre Empfindungen zu spüren!

#### 2. Einstellungsformel: »Wärme«
Richten Sie wieder Ihre Aufmerksamkeit auf Ihre Arme und Beine.
- »Meine Arme sind angenehm warm« – 3mal wiederholen.
- »Meine Beine sind angenehm warm« – 3mal wiederholen.

Achten Sie ganz besonders auf das leichte Prickeln oder Kribbeln in Ihren Fingerkuppen und Zehen. In entspannten Gliedern findet ein besser Blutfluß statt. Wir empfinden das als Wärmeströmung.

### Wege zu Entspannung und Wohlbefinden

Die Einstellung schließen wir ab mit:
- »Mein ganzer Körper ist angenehm warm und gut durchblutet« – 3mal wiederholen.

Die letzte Formel bekräftigt diese Einstellung noch einmal. Lassen Sie sich Zeit, beobachten Sie sich, und nehmen Sie Ihre Empfindungen wahr.

#### 3. Einstellungsformel: »Atem«
Richten Sie Ihre Aufmerksamkeit auf Ihre Atmung.
- »Meine Atmung ist ruhig und gleichmäßig« – 3mal wiederholen.
- Die Einstellung abschließen mit »Es atmet mich« – 3mal wiederholen.

Beobachten Sie Ihre wellenförmige Atembewegung dabei. Lassen Sie den Atem immer wieder kommen und gehen.

#### 4. Einstellungsformel: »Herz«
Machen Sie sich bewußt, daß Atem- und Herzfrequenz nicht zu trennen sind. Deshalb bedeutet ein ruhiger Atem auch einen ruhigen Herzschlag.
- »Mein Herz schlägt ruhig und regelmäßig« – 3mal wiederholen.
- Die Einstellung abschließen mit »Mein Körperrhythmus ist gesund, normal« – 3mal wiederholen.

Lassen Sie sich Zeit, um Ihre Empfindungen zu registrieren.

#### 5. Einstellungsformel: »Sonnengeflecht«
Lenken Sie Ihre Aufmerksamkeit auf den Oberbauch.
- »Mein Bauch ist angenehm warm« – 3mal wiederholen.
- Die Einstellung abschließen mit »Mein Sonnengeflecht ist vollkommen entspannt« – 3mal wiederholen.

Zur Unterstützung können Sie eine Hand, die Sie als besonders warm empfinden, auf den Nabel legen – und zwar mit der ganzen Handinnenfläche, nicht mit den Fingern. Lassen Sie sich Zeit bei dieser Wärmeübung, denn das Sonnengeflecht (auch Solarplexus genannt) ist ein hochempfindliches Nervengeflecht, das sowohl auf alle von außen kommenden Reize sehr intensiv reagiert, als auch auf Ihre bewertenden Gedanken und Gefühle, die Sie für sich selbst oder für die Situation hegen.

## 6. Einstellungsformel: »Kopf«
Lenken Sie Ihre Aufmerksamkeit auf Ihren Stirnbereich.
- »Meine Stirn ist angenehm kühl« – 3 bis 6mal wiederholen.
- Die Einstellung beenden mit »Mein Kopf ist klar, meine Konzentration nimmt zu« – 3mal wiederholen.

Wenn Sie Ihre kühle, einströmende Atemluft bis hoch in den Stirnraum verfolgen, wird die Stirnkühle leichter zu empfinden sein. Auch eine Vorstellung kann einen klaren Kopf bewirken, der ja das Ziel dieser Übung ist. Dies mag z.B. eine Landschaft sein, in der ein frischer, kühler Wind weht, der als besonders angenehm empfunden wird. Sie dürfen ruhig noch einige Zeit in dieser angenehmen Entspannung verbleiben, doch später empfiehlt es sich, die Übung zurückzunehmen. Vor dem Schlafengehen brauchen Sie dies nicht zu tun, allerdings könnte diese Einstellung das Einschlafen verhindern. Bei Schlafstörungen hören Sie am besten mit der Bauchübung auf.

### Das Zurücknehmen
Zählen Sie bis drei, und öffnen Sie anschließend die Augen. Ballen Sie mehrmals Ihre Fäuste, und spreizen Sie Ihre Finger, das regt den Kreislauf an. Strecken und räkeln Sie sich dann gründlich. So werden Sie wieder aktiv und fit für den Alltag.

# Müssen Wechseljahre auch Krisenjahre sein?

Im 19. Jahrhundert galt eine Frau mit 30 Jahren bereits als alt und reizlos. Heute, in der Zeit, in der es kaum noch wirklichen Mangel gibt, sieht das völlig anders aus. Die meisten Frauen kommen auch viel später in die Wechseljahre. Aber müssen dies auch Krisenjahre sein? Für viele Frauen scheint es so. Die damit verbundenen Beschwerden und die scheinbar aus dem Nichts auftauchenden negativen Stimmungszustände erschweren ihnen den Alltag. Häufig fehlen Kenntnisse darüber, was im Körper einer Frau in dieser Zeit vor sich geht. Die Veränderungen, die im Körper zu beobachten sind und manche Besorgnis auslösen, deuten nicht auf Abbau oder einen Degenerationsprozeß hin, sondern zeigen eine Umstellung an. Es ist ein Reiferwerden der Frau, das auf eine bestimmte Art und Weise geschieht.

Trotz der vielen Aufklärungskampagnen gibt es immer noch Frauen, denen es schwer fällt, die Wechseljahre zu akzeptieren; sie haben Probleme, noch voll zu sich selbst zu stehen. Wer immer schon Ängste vor Neuem, vor Veränderungen und wenig Selbstbewußtsein entwickelt hat, wird geradezu auf Probleme und Beschwerden warten. Die werden sich dann auch prompt einstellen. Natürlich können die Symptome, die in dieser Zeit auftauchen, nicht auf die Psyche abgeschoben werden, denn im Körper passiert ja tatsächlich etwas. Unsere ganz persönliche Sichtweise der Situation und unsere Einstellung dazu können wir jedoch in Frage stellen und anders bewerten lernen, d.h. die auftauchenden Symptome, z.B. Hitzewallungen, nicht als Beschwerden, sondern als Anzeichen einer körperlichen Veränderung werten.

Wir werden natürlich durch die Änderung unserer Einstellung nicht alle Begleiterscheinungen wegzaubern, doch wenn wir uns bemühen, diesen natürlichen Vorgang in uns zu akzeptieren, ist das bereits die Basis, sich auf den kommenden Lebensabschnitt besser einzustellen. Lernen Sie, Hilfe – psychologischer oder sozialer Art – anzunehmen, wenn Sie diese brauchen. Scheu oder Stolz sind hier am falschen Platz. Auch ein offenes Gespräch mit Menschen, denen Sie vertrauen, ist in Krisenzeiten wichtig.

● **Lebensqualität erhalten und neue Ziele finden**

Machen Sie sich selbst kundig, was in den Wechseljahren passiert. Das trägt dazu bei, sich sicherer zu fühlen, und Sie sind dieser Zeit nicht hilflos ausgeliefert. Manche Frauen hoffen, daß Hormone allein ihren Zustand verbessern. Diese Hoffnung trügt meistens, denn es kommt vor allem darauf an, selbst aktiv zu werden, die Verantwortung für die Gesundheit mitzuübernehmen. Überlassen Sie es nicht nur dem Arzt oder Therapeuten, Ihren Körper und Seele in Ordnung zu bringen.

## Lebensqualität erhalten und neue Ziele finden

Die Vorstellung, alt zu werden und nicht mehr attraktiv zu sein, das Bewußtsein, daß die Weichen, in denen sich nun das zukünftige Leben bewegen wird, bereits gestellt sind, die Angst vor einer möglichen Erkrankung – diese Vorstellungen erzeugen ein psychisches Niveau, das geradezu auf Beschwerden und Störungen wartet. Als sich mit 46 Jahren bei mir die Menstruation endgültig verabschiedete, war ich zunächst froh, die lästigen Tage nun los zu werden, von ihnen befreit zu sein. Trotz dieser recht positiven Einstellung und meiner aktiven Lebensweise blieb ich von Begleiterscheinungen, wie Hitzewallungen, die teilweise mit gereizten Stimmungen einhergingen, nicht ganz verschont. Besonders die Hitzewallungen setzten mir manchmal ganz schön zu; sie traten häufig in den Augenblicken auf, in denen ein kühler Kopf verlangt wurde oder in Situationen, in denen ein plötzlicher Schweißausbruch oder die Trockenheit der Schleimhäute doch sehr das intime Gefühlsleben beeinträchtigen konnte. Im nachhinein gesehen gab es keine größeren Beschwerden, und mein Lebensstil war aktiv wie vorher auch.

Eine Bemerkung meines Hausarztes nach einem Hormonspiegeltest, daß ich doch noch gar nicht so alt aussehe, wie mein Körper beschlossen hatte, es nun zu werden, machte mich nachdenklich, und ich beschloß, meine Knochendichte messen zu lassen. Danach wurde ich noch nachdenklicher, forschte in meiner Familie nach und fand heraus, daß fast alle Frauen in ihren späteren Jahren an manifestierter Osteoporose litten. Mein Frauenarzt riet mir zu Hormonen, die ich seitdem nehme. Die Hitzewallungen nahmen ab, und auch die Gereiztheit ließ daraufhin langsam nach. Das kosmetische Problem, so bezeichnete mein Frauenarzt die leichte Gewichtszunahme, bekam ich durch eine etwas andere Ernährungszusammenstellung bald in den Griff. Was allerdings blieb,

### Müssen Wechseljahre auch Krisenjahre sein?

waren unterschwellige Ängste vor dem Verlust meiner Vitalität, und der Gedanke, daß mein Leben nun nicht viel Neues mehr bringen könnte. Sogar die Achtung und Akzeptanz meiner Person machte ich zum Teil davon abhängig, vielleicht nicht mehr so leistungsfähig zu sein.

Beispiele zeigen, daß in vielen Fällen diese Minderwertigkeitsgefühle zu depressiven Zuständen führen können, aus denen viele Frauen oft keinen Ausweg mehr sehen. Meine intensive Beschäftigung mit diesen negativen Erwartungshaltungen, dazu die Erkenntnis, daß der Körper diese Ablehnung in Form von schlechter Laune und vegetativen Störungen ausdrückt und daß bestehende Erkrankungen durch seelisches Ungleichgewicht verschlimmert werden können, ließen mich zu dem Ergebnis kommen, daß es für positive Einstellungsänderungen Zeit wird. Diese gingen für mich in die Richtung, mich von der Anerkennung allein durch die Arbeitsleistung zu lösen und meiner individuellen Persönlichkeit mehr Aufmerksamkeit zu widmen und mir mehr Selbstbewußtsein zu erarbeiten.

Konkrete Ziele zu haben, wurde für mich ganz besonders wichtig. Ich entschloß mich, wahrhaftiger zu leben (und jeder versteht darunter etwas anderes), den Lebenssinn zu finden und mir Aufgaben zu suchen, die Befriedigung versprachen. Natürlich war meine Arbeit, bei der ich täglich mit vielen Menschen Kontakt habe, besonders hilfreich, nur ging es nun nicht mehr um die Anerkennung meiner Person durch andere, sondern darum, mich selbst anzuerkennen, mich mit meinen Fähigkeiten und Schwächen anzunehmen und von diesem neuen Standpunkt aus meine Persönlichkeit weiterzuentwickeln. Die neue Sichtweise, die sich aus der veränderten Bewertung meiner Person ergab, ließ mich nun vieles ruhiger und gelassener betrachten, und mein Verständnis für andere Menschen nahm zu. Meine Arbeitsweise veränderte sich, ich konnte plötzlich liebevoller auf andere eingehen und viele Zusammenhänge des körperlichen und seelischen Lebens erkennen. Ich habe meine psychologischen Studien wieder aufgenommen und verlegte den Schwerpunkt meiner sportlichen Tätigkeit auf meine heutige Arbeitsweise: Aktivität – Entspannung – Bewußtwerdung. Heute kann ich sagen, daß es gerade der Beginn der Wechseljahre war, der mein Leben auf so positive Weise verändert hat.

Haben Sie deshalb Mut, wenn Verlustängste, Frustration oder Resignation Sie im wahrsten Sinne des Wortes erstarren lassen wollen. Finden Sie sich nicht damit ab, werden Sie aktiv, hinterfragen Sie Ihre Einstellungen, eine negative Betrachtungsweise läßt sich in eine positive wandeln, wenn Sie nur wollen. Fangen Sie an, Ihr Leben selbst zu gestalten!

## Midlife-crisis und männliche Wechseljahre – ein Mythos?

Um die 50 herum, manchmal früher oder später, geraten auch viele Männer in eine Krise. Im Gegensatz zu den Frauen mit ihren Wechseljahren gibt es beim Mann keine vergleichbaren Veränderungen.

Der Amerikaner Kenneth Purris, ein Androloge, glaubt, daß auch Männer in den 50ern in eine Phase kommen, die er als Identitätskrise bezeichnet, die vom Streben nach Jugendlichkeit geprägt ist, die aber nicht durch eine hormonelle Veränderung in den Hoden, sondern eher durch gedankliche Prozesse ausgelöst wird. Viele Männer stellen den Sinn ihrer bisherigen Lebensführung in Frage. Sie fühlen sich unerfüllt, unzufrieden, und das Stimmungsbarometer wechselt zwischen aggressiven, gereizten und depressiven Zuständen. Durch das sich ständig drehende Gedankenkarussell entsteht ein Streßzustand, der die Kraftreserven des Körpers immer schneller verbraucht. Gedanken an einen späteren Leistungsabfall auf der körperlichen und seelisch-geistigen Ebene bereiten dann geradezu einen Nährboden für sinnlose Aktivitäten. Die einen brechen aus ihren Lebensgewohnheiten aus, lassen die Karriere sausen oder die Familie sitzen. Ohne Alkohol geht oft gar nichts mehr, und die stimulierenden Reize sollen möglichst jung sein. Gesundheitliche Störungen werden in dieser Zeit gerne übersehen, manchmal mit katastrophalen Folgen.

Ein weltweites Forschungsprojekt zum Thema »Midlife-crisis« fand heraus, daß sich weniger als zehn Prozent aller Männer im mittleren Alter in einer Krise befinden – oder es von sich glauben. Sicher ist, daß Männer, die nicht auf ihre Fitneß geachtet haben, Verluste ihrer körperlichen Spannkraft zu verzeichnen haben und auch in ihrem sexuellen Elan gebremst werden.

Den meisten Männern geht es in diesem Lebensabschnitt jedoch ausgesprochen gut, sie fühlen sich gesund, ausgelastet und können mit ihrer Partnerin viel besser umgehen als früher. Große Gefühle werden realistischer gesehen und oft durch eine freundschaftliche, liebevolle Basis er-

## Müssen Wechseljahre auch Krisenjahre sein?

setzt. Von ihrer männlichen Selbsteinschätzung, ob das meiste von dem erreicht wurde, was sie sich als Ziel gesetzt hatten, profitiert der ganze Mensch. Viele sind beruflich zufrieden, können mit Streß besser umgehen, weil die Einsicht in ihre Karrieregrenze gewachsen ist und fühlen sich sexuell ausgeglichener. Selbstzerstörerische Mechanismen können nun besser kontrolliert werden, und die Freude an sportlichen Aktivitäten, wie z.B. an unserem Programm, die früher vielleicht belächelt wurden, nimmt zu. So mancher entdeckt, daß der Herbst des Lebens gute Zeiten bereithält, Zeiten, die fruchtbar mit anderen geteilt werden können. So warten z.B. Bürgerinitiativen, Parteien, soziale Dienste und auch die Kirchen auf aktive Mitmenschen mit Ideen und Lebenserfahrung. Denken Sie an den Spruch »Wer rastet, der rostet«. Die Erfahrungen der Älteren sind immer gefragter. Der Jugendkult verliert an Reiz, denn mit jungen Menschen allein läuft es nicht. Erschließen Sie sich Ihre Welt, beruflich wie privat.

Sie sind in einer Phase Ihres Lebens, die intensiver und erlebnisreicher sein kann als die anderen, wenn Sie wollen. Sorgen Sie dafür, daß sich Ihre Ziele durch körperliche und mentale Fitneß realisieren lassen.

## Lernen Sie zu leben

Entspannen Sie sich jeden Tag, lernen Sie Gelassenheit, und eignen Sie sich durch das Training eine positive Grundeinstellung an. Doch haben Sie Geduld, Ihr Körper ist sehr langsam in der Übersetzung dessen, was Sie sich wünschen. Geben Sie nicht vorzeitig auf, Sie betrügen sich sonst um die Früchte Ihrer Arbeit. Sie kennen sicher das Sprichwort: »Gut Ding will Weile haben.« Aus meiner Erfahrung kann ich Ihnen sagen, daß nach einiger Zeit eine gewisse Trainingsmüdigkeit eintritt und daß auch Ihr Verstand Ihnen Erfolglosigkeit voraussagen möchte. Lassen Sie sich nicht beirren, bleiben Sie aktiv, laden Sie Ihre Lebenskräfte ein, Ihnen zu helfen, und ich versichere Ihnen, daß Sie sich gesünder fühlen werden und mehr Lebensfreude Ihren nächsten Lebensabschnitt begleiten wird.

Ihre Barbara Spachtholz

# Buchempfehlungen zum Weiterlesen

### Bücher zum Thema Osteoporose

**Osteoporose. Wenn Knochen schwinden.** Ursachen, Krankheitszeichen, Untersuchungen, Vorbeugung und Behandlung. Lauritzen, C., Minne, H.W.; TRIAS, Stuttgart 1990

**Sprechstunde Osteoporose.** Herausgeber: Kuratorium Knochengesundheit. Gräfe und Unzer, München

### Bücher und Kassetten zu Entspannungsverfahren

**Streß laß nach.** Spachtholz, B.; mvg, München

**Relax – Entspannen Sie sich.** Spachtholz, B.; Walhalla-Verlag

**Gesundes Selbstmanagement durch aktive Streßbewältigung.** Spachtholz, B.; Walhalla-Verlag

**Progressive Relaxation.** Tiefmuskelentspannung nach Jacobson. Einführung und Übungen. Kombinationsmöglichkeiten mit dem Autogenen Training. Ohm, D.; TRIAS, Stuttgart 1997

**Progressive Relaxation – Die Tonkassette.** Tiefmuskelentspannung nach Jacobson. Übungsprogramme. Ohm, D.; TRIAS, Stuttgart 1996

**Gelassenheit und Ruhe.** Entspannungsübungen für den Alltag. Buch mit Tonkassette. Friebel, V.; TRIAS; Stuttgart 1994

**Übungsheft für das Autogene Training.** Konzentrative Selbstentspannung. Schultz, J.H.; TRIAS, Stuttgart 1991

● **Buchempfehlungen zum Weiterlesen**

Aktiv entspannen. Tonkassette. Spachtholz, B.; mvg, München

Atemtraining. Tonkassette. Spachtholz, B.; mvg, München

So lernt man Autogenes Training. Franke, K.; TRIAS, Stuttgart 1989

Praxis des Autogenen Trainings – Selbsthypnose nach J.H. Schultz. Grundstufe, formelhafte Vorsätze, Oberstufe. Thomas, K.; TRIAS, Stuttgart 1989

Das Autogene Training – Die Tonkassette. Thomas, K.; TRIAS, Stuttgart 1997

### Gymnastikbücher

Fit mit dem Gymnastikball. Lockern und entspannen, dehnen und kräftigen. Der Ball als gesunde Sitzgelegenheit. Mit vielen Übungen für zu Hause und fürs Büro. Thierfelder, S., Praxl, N.; TRIAS, Stuttgart 1997

Yoga für den Rücken. Pullig Schatz, M.; TRIAS, Stuttgart 1994

Slimnastik. St. Jean, U., Spachtholz, B.; mvg, München

Wirbelsäulengymnastik. Spachtholz, B.; mvg, München

### Bücher zu Frauenthemen

Wechseljahre: Beschwerden und ihre Behandlung. Was sich während der Wechseljahre im Körper verändert. Moderne Behandlungsmethoden. Was Sie selbst tun können. Simon, W., Brax, L.; TRIAS Gesundheit kompakt, Stuttgart 1997

Wechseljahre – Chance oder Problem? Die körperlichen und seelischen Veränderungen. Was man gegen Beschwerden tun kann. Männer und Wechseljahre. Die Chance zur Neuorientierung. Walter, J.; TRIAS, Stuttgart 1992

## Buchempfehlungen zum Weiterlesen

**Beckenbodentraining.** Die weibliche Basis erspüren, schützen und kräftigen. Kitchenham-Pec, S., Bopp, A.; TRIAS, Stuttgart 1997

**Beckenbodentraining Video.** Kitchenham-Pec, S., Bopp, A.; TRIAS, Stuttgart 1995

**Beckenboden und Sexualität.** Wirkungsweise und Kräftigung der Muskulatur. Gotved, H.; TRIAS, Stuttgart 1991

**Harninkontinenz ist überwindbar.** Übungen für den Beckenboden. Gotved, H.; TRIAS, Stuttgart 1991

**Harninkontinenz.** Mit einer verschwiegenen Behinderung umgehen. Füsgen, I.; TRIAS, Stuttgart 1994

**Sicher statt wehrlos.** Gefahren erkennen, vorbeugen und überwinden. Strategien für ältere Menschen. Seißelberg, K., Anke, M.; TRIAS, Stuttgart 1994

# Bildnachweis

Abbildung S. 115: Renate Praxl, München; Photos auf den Seiten 78–86 und 131–139: Foto Kierst, Pocking; alle weiteren Photos, auch das Umschlagphoto, sind dem Video »Telegym: Aktiv gegen Osteoporose«, PSF Film + Videoprogramme GmbH, Tutzing, entnommen.